essentials

essentials plus online course

Essentials liefern aktuelles Wissen in konzentrierter Form. Die Essenz dessen, worauf es als „State-of-the-Art" in der gegenwärtigen Fachdiskussion oder in der Praxis ankommt. In Ergänzung zum Buchprojekt gibt es einen hochwertigen Online-Kurs auf iversity. *Essentials* informieren schnell, unkompliziert und verständlich

- als Einführung in ein aktuelles Thema aus Ihrem Fachgebiet
- als Einstieg in ein für Sie noch unbekanntes Themenfeld
- als Einblick, um zum Thema mitreden zu können

Die Bücher in elektronischer und gedruckter Form bringen das Fachwissen von Springerautor*innen kompakt zur Darstellung. Sie sind besonders für die Nutzung als eBook auf Tablet-PCs, eBook-Readern und Smartphones geeignet. *Essentials* sind Wissensbausteine aus den Wirtschafts-, Sozial- und Geisteswissenschaften, aus Technik und Naturwissenschaften sowie aus Medizin, Psychologie und Gesundheitsberufen. Von renommierten Autor*innen aller Springer-Verlagsmarken.

Bianca Peters

Einflussfaktoren auf die ergo- und physiotherapeutische Narbentherapie

Wundheilung, Ernährung, Medikamente und Hormone

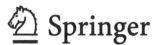 Springer

Bianca Peters
Naturheilpraxis Peters
Königs Wusterhausen, Deutschland

ISSN 2197-6708   ISSN 2197-6716 (electronic)
essentials
ISSN 2731-8028   ISSN 2731-8036 (electronic)
essentials plus online course
ISBN 978-3-662-68898-4   ISBN 978-3-662-68899-1 (eBook)
https://doi.org/10.1007/978-3-662-68899-1

Die Deutsche Nationalbibliothek verzeichnet diese Publikation in der Deutschen Nationalbiblio-
grafie; detaillierte bibliografische Daten sind im Internet über https://portal.dnb.de abrufbar.

Planung/Lektorat: Kathrina Nissle
Springer ist ein Imprint der eingetragenen Gesellschaft Springer-Verlag GmbH, DE und ist ein Teil
von Springer Nature.
Die Anschrift der Gesellschaft ist: Heidelberger Platz 3, 14197 Berlin, Germany

Das Papier dieses Produkts ist recycelbar.

Was Sie in diesem *essential* finden können

- Der Einfluss von Ernährung sowie Mikronährstoffen auf die Wund- und Narbenheilung.
- Entgiftung und Entgiftungsphasen als wichtige Faktoren in der Wundheilung.
- Medikamente und daraus resultierende mögliche Wundheilungsstörungen.
- Hormonelle Dysbalancen wie ein Cortisol- und Progesteronmangel bzw. eine Schilddrüsenunterfunktion und der Einfluss auf die Wund- und Narbenheilung.

Vorwort

Das vorliegende essential befasst sich mit den komplexen Zusammenhängen der Wund- und Narbenheilung. Hierbei wird vor allem ein Augenmerk auf die Ernährung, Mikronährstoffe, die Einnahme von Medikamenten und daraus resultierende Wundheilungsstörungen sowie Hormondysbalancen gelegt. Das essential basiert auf dem Buch „Narbentherapie" der Autorin Bianca Peters.

Bianca Peters

ONLINE-KURS ZUM BUCH

Als Nutzer*in dieses Buches haben Sie kostenlos Zugriff auf einen Online-Kurs, der das Buch optimal ergänzt und für Sie wertvolle digitale Materialien bereithält. Zugang zu diesem Online-Kurs auf einer Springer Nature-eigenen eLearning-Plattform erhalten Sie über einen Link im Buch. Dieser Kurs-Link befindet sich innerhalb der ersten Kapitel. Sollte der Link fehlen oder nicht funktionieren, senden Sie uns bitte eine E-Mail mit dem Betreff „Book+Course" und dem Buchtitel an customerservice@springernature.com.

Online-Kurse bieten Ihnen viele Vorteile!

- Sie lernen online jederzeit und überall
- Mit interaktiven Materialien wie Quizzen oder Aufgaben überprüfen Sie kontinuierlich Ihren Lernfortschritt
- Die Videoeinheiten sind einprägsam und kurzgehalten
- Tipps & Tricks helfen Ihnen bei der praktischen Umsetzung der Lerninhalte
- Ihr Zertifikat erhalten Sie optional nach erfolgreichem Abschluss

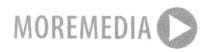

Inhaltsverzeichnis

Ernährung und Narbenheilung

1

Wie der Online-Kurs das Buch bereichert
Als Leser*in dieses Buches können Sie kostenfrei auf den zugehörigen Online-Kurs zugreifen. Nutzen Sie dazu diesen Link (https://sn.pub/k457Dx).
Der Kurs ergänzt dieses Buch inhaltlich und liefert zudem Hilfestellungen für die erfolgreiche Umsetzung in den Alltag.

Es wird immer deutlicher, dass die eigene **Ernährung** einen großen Einfluss auf Krankheitsverläufe und die Lebenserwartung hat. Dies zeigt sich auch in der Narbenheilung. Im Folgenden finden Sie hilfreiche Grundsätze, die Ihnen bei der Behandlung des Patienten helfen können.

Die ausgewogene Ernährung kann zum einen extern und zum anderen intern gestört sein. Extern bedeutet, dass sich der Patient unzureichend mit pflanzlichen und vollwertigen Nahrungsmitteln ernährt. Intern heißt, dass die Nährstoffaufnahme aufgrund einer **Malabsorptionsstörung** (erschwerte Aufnahme von Nährstoffen aus dem Speisebrei) oder **Maldigestionsstörung** (gestörte Aufspaltung der Nahrung) be- bzw. verhindert wird. Malabsorptions- und Maldigestionsstörungen werden unter dem Begriff der **Malassimilationsstörungen** (MAS) zusammengefasst.

Malabsorptionsstörungen sind auf Erkrankungen des Darmtraktes zurück zu führen. Hierzu zählen Morbus Crohn, Colitis ulcerosa, Tumore des Darms, Zöliakie, Overgrowth-Syndrom (Fehlbesiedelung des Dünndarms) und Nahrungsmittelunverträglichkeiten. Malabsorptionsstörungen zeigen Symptome wie beispielsweise Fettstühle, Durchfälle, Bauchschmerzen, Muskelschwäche, Blutarmut. Zudem haben sie eine Vitamin- und Mineralstoffunterversorgung zur Folge. ˈMaldigestionsstörungen betreffen Organe, welche für die Aufspaltung der Nahrung infrage kommen. Hierzu zählen die Leber mit dazu gehörigen Gallengängen, der Magen und die Bauchspeicheldrüse.

1.1   Ausgewogene Ernährung

Externe Faktoren bestimmten die Ernährung aufgrund äußerlicher Gegebenheiten. Diese kann der Patient ohne Weiteres selbst beeinflussen. Hierzu gehört eine ausgewogene Ernährung mit viel frischem Gemüse und möglichst wenig Fleisch bzw. sehr fettarmen Fleisch. Schweinefleisch enthält die sog. **Arachidonsäure.** Diese fördert die Prostaglandinsynthese und begünstigt somit die Entwicklung von Entzündungsprozessen. Verzehren Rheumatiker vermehrt Schweinefleisch, steigen die Entzündungsreaktionen. Diese werden direkt an den Gelenken sichtbar. Die Schwellung, die Rötung und der Schmerz nehmen zu.

Fettreiche Ernährung erhöht die Gefahr, den Cholesterinspiegel im Blut steigen zu lassen. Erhöhte Blutfettwerte führen mittel- bis langfristig zu Bildungen von Plaques an den Gefäßwänden. Es kommt zur Arteriosklerose.

Regelmäßige Mahlzeiten unterstützen die Verdauung. Frisches Obst und Gemüse sollte möglichst schonend zubereitet bzw. vorwiegend frisch verzehrt werden. Obst und Gemüse enthalten genügend Vitamine und Antioxidantien, um die Wundheilung zu fördern.

Bei der Ernährung sollte auch darauf geachtet werden, säurebildende Lebensmittel zu reduzieren bzw. zu vermeiden. Zu solchen Lebensmitteln zählen Zucker, Fruchtzucker, Süßwaren, Brot und Brötchen aus Weißmehl, fette Milchprodukte, Kaffee, schwarzer Tee und Alkohol. Zum Bereich der basischen Lebensmittel zählen z. B. Kartoffeln, Spinat, Linsen, Bananen und Brokkoli.

Externe Faktoren für eine ausgewogene Ernährung:

- fettarme Ernährung (bezogen auf ungünstige Fette)
- regelmäßige Mahlzeiten,
- frisches Obst und Gemüse,
- Reduzierung von Fleisch,
- säurebildende Lebensmittel meiden.

Interne Faktoren sind indirekt bzw. direkt vom Patienten beeinflussbar. Diese betreffen beispielsweise Malassimilationsstörungen. Bevor der Verdacht gestellt wird, sollte dieser vom behandelnden Arzt abgeklärt werden. Ab und an können sich hinter scheinbaren Malabsorptions- und Maldigestionsstörungen andere Erkrankungen des Darms, der Leber, des Magens, der Gallenblase oder des Pankreas verbergen.

Ein zum Teil unterschätzter Faktor in der Wundheilung ist der psychogene Stress. Dieser findet sich im privaten wie auch im beruflichen Umfeld. In der Folge von psychogenem Stress steigt häufig der Blutdruck. Bluthochdruck verengt die Gefäße und verzögert die Wundheilung.

Bei der Reduktion von Stress unterstützen Psychologen, enge Verwandte und Selbsthilfegruppen. Zudem werden häufig ausgewählte Programme zur Stressreduktion bei den Krankenkassen angeboten.

Interne Faktoren:

- medizinische Abklärung vorliegender Erkrankungen (Malabsorptions-, Maldigestionsstörungen),
- Reduzierung von psychogenem Stress.

1.2 Vitamine

Ein weiterer Punkt im Bereich der Ernährung ist die ausreichende Versorgung mit Vitaminen, um die Wundheilung zu unterstützen. Vitamine haben ein breit gefächertes Wirkungsspektrum und können über Komplexpräparate (z. B. Vitamin-B-Komplexe) dem Körper schnell zugeführt werden. Komplexpräparate sind frei verkäuflich in der Apotheke erhältlich.

▶ **Hinweis** Beim Kauf von Mikronährstoffen sollte darauf geachtet werden, dass diese möglichst wenige Zusatzstoffe enthalten. Hierzu zählen z. B. Aromen, Süßungsmittel oder Nanopartikel wie Titandioxid oder Polysorbat 80. Zudem gibt es Verbindungen, welche eine geringe bzw. hohe Bioverfügbarkeit zeigen. Ein Beispiel hierfür ist das Magnesiumoxid bzw. –citrat. Erstes zeigt eine geringe, letzteres eine hohe Bioverfügbarkeit.

Vitamin A (Retinol)
Dieses Vitamin wird auch als Retinol bezeichnet und ist ein fettlösliches Vitamin.
Es wird im Darm aufgenommen und in der Leber gespeichert. Je nach Bedarf wird
es dort wieder freigegeben und in den Organismus gebracht.
Vitamin A ist vor allem in Leber, Fisch, Käse, Karotten, Milch, Butter, Spi-
nat, Grünkohl, Mango, Papaya und Eigelb enthalten. Es schützt und regeneriert
das Epithelgewebe. Die empfohlene bzw. therapeutische Tagesdosis liegt bei etwa
1 mg. Verminderte Werte zeigen sich vor allem bei Patienten mit Erkrankungen der
Bauchspeicheldrüse, der Leber und Galle sowie des Dünndarms. Zudem besteht ein
erhöhter Bedarf bei Hyperthyreose, chronischen Infektionen, veganer Ernährung,
Alkoholmissbrauch, Rauchen, Schwangerschaft, Gallensäure- und Zinkmangel.
Hohe Dosierungen sollten bei Schwangerschaft, einem Glaukom wie auch einem
schweren Diabetes mellitus bzw. Bluthochdruck vermieden werden.
Ein Mangel an Vitamin A zeigt sich durch Sehstörungen und Nachtblindheit,
erhöhte Infektanfälligkeit, verminderte Bildung von Antikörpern, Unfruchtbarkeit,
Störung des Geruchs- und Geschmackssinns und trockene Haut. Eine Überdosierung
mit Vitamin A führt zu Übelkeit, Erbrechen und Kopfschmerzen. Zudem kann ein
Vitamin A-Mangel eine Eisenmangelanämie fördern sowie die Regeneration von
Hautschäden verzögern. Ein Zinkmangel vermindert die Resorption von Vitamin
A.

Bedeutung für die **Narbenbehandlung bei einem Mangel an Vitamin A:**

• trockene Haut,
• mangelnde Bildung von Keratinozyten und Fibroblasten (Proliferationsphase),
• Verhornung der Epidermis,
• Atrophie von Narbengewebe,
• verzögerte Wundheilung.

Vitamin-B-Komplexe
Hierzu zählen die Vitamine B1, B2, B6, B9 (Folsäure) und B12. Die B-Vitamine
sind wasserlösliche Vitamine. Das Komplexpräparat ist frei verkäuflich in der Apotheke erhältlich. Bei einem Mangel einzelner Vitamine sollte die Einnahme über
Monopräparate erfolgen.

Vitamin B1 (Thiamin) findet sich in Kartoffeln, Gemüse und Innereien. Es dient
der Nervenregeneration und der Verbesserung der Wundheilung. Ein Vitamin
B1-Mangel wird durch den regelmäßigen Konsum von Alkohol begünstigt. Die
empfohlene Tagesdosis liegt bei etwa 1–1,5 mg, die therapeutische Tagesdosis bei

etwa 50–600 mg. Ein erhöhter Bedarf besteht bei chronischem Stress, Diabetes mellitus, Depression, chronischen Schmerzen, Morbus Alzheimer, Alkoholmissbrauch, starkem Kaffeekonsum sowie exzessivem Sport. Zudem kommt es unter Einnahme von Schleifendiuretika, der Antibabypille und Antiepileptika ebenfalls zu einem erhöhten Bedarf.

Vitamin B2 (Riboflavin) ist ausreichend in Innereien, Eiern, Fleisch, Hefeprodukten, Milch- und Vollkornprodukten sowie Fisch enthalten und wirkt Entzündungen der Haut entgegen. Die empfohlene Tagesdosis liegt bei etwa 1,5 mg, die therapeutische Dosis bei etwa 5–200 mg. Ein erhöhter Bedarf besteht bei der Einnahme von Antiepileptika, trizyklischen Antidepressiva, der Antibabypille und Schilddrüsenmedikamenten. Zudem führt ein Vitamin B2-Mangel zu einer mangelnden Aufnahme von Zink, Calcium und Eisen.

Vitamin B6 (Pyridoxin) ist in Gemüse, Hülsenfrüchten, Vollkornprodukten, Innereien, Putenbrust, Lachs, Bananen, Äpfeln, Milchprodukten, Kartoffeln und Nüssen enthalten. Es unterstützt das Immunsystem und die Nervenregeneration. Zudem ist Vitamin B6 als Cofaktor am Histaminabbau beteiligt. Die empfohlene Tagesdosis liegt bei etwa 1,5 mg, die therapeutische Dosis bei etwa 10–300 mg. Ein erhöhter Bedarf besteht bei Alkoholmissbrauch sowie bei der Einnahme von Neuroleptika, Methotrexat, der Antibabypille und Medikamente gegen Parkinson. Zudem kann die Einnahme von Magnesium, Zink, Eisen und Coenzym Q10 die Wirkung von Vitamin B6 unterstützen.

Vitamin B9 (Folsäure) ist vor allem in grünem Blattgemüse, aber auch in Brokkoli, Grünkohl, Spinat, Mangold, Vollkornprodukten, Tomaten, Hülsenfrüchten, Eigelb und Radieschen zu finden. Es dient der Blutbildung und der Zellteilung. Bei zu geringer Folsäurezufuhr innerhalb der Schwangerschaft besteht die Gefahr von Missbildungen am Neuralrohr. Aufgrund der Blutbildungsfunktion ist Folsäure wichtig, um die Wundheilung durch ausreichende Blutversorgung zu unterstützen. Die empfohlene Tagesdosis liegt bei etwa 300 µg, bei Schwangeren bei etwa 550 µg, die therapeutische Dosis bei etwa 0,4–10 mg. Bei einem nachgewiesenen Vitamin B12-Mangel sollte Folsäure nicht isoliert eingenommen werden. Ein erhöhter Bedarf besteht in der Schwangerschaft, bei Alkoholmissbrauch, Rauchen, Leber- und Nierenerkrankungen sowie chronisch-entzündlichen Darmerkrankungen. Ein Zinkmangel stört die Aufnahme von Folsäure. Zudem steigt der Bedarf an Folsäure bei der Einnahme von Antiepileptika, Antidiabetika, Diuretika, Schmerzmitteln wie ASS und Ibuprofen, Methotrexat und der Antibabypille.

▶ **Hinweis** Eine genetische Variante im MTHFR-Gen (Methylen-Tetrahydrofolat-Reduktase-Mutation) kann bei Patienten zu einem Anstieg des Homocystein-Spiegels führen, da die Enzymaktivität dieses Gens herabgesetzt ist. MTHFR in der Lage ist, dass gefährliche Homocystein in das Methionin abzubauen. Hierdurch sinkt das Risiko für kardiovaskuläre Ereignisse. Kommt es unter der Einnahme von Folsäure zu keiner Verbesserung der Laborergebnisse, so sollte eine Genanalyse erfolgen.

Vitamin B12 (Cobalamin) findet sich in Milchprodukten, Fleisch, Innereien und Fisch. Es wird, wie die anderen Vitamine auch, im Dünndarm resorbiert. Jedoch wird zur Aufnahme des Vitamins B12 der Intrinsic-Faktor aus dem Magen benötigt, um die Aufnahme im Dünndarm zu gewährleisten. Besteht eine Schädigung der Magenschleimhaut (z. B. chronische Magenschleimhautentzündung (chronische Gastritis), Einnahme von Protonenpumpenhemmern (Magensäurehemmer), Helicobacter-pylori-Infektion, Mangel an Magensäure im Alter (hypoazider Magen), kann das Vitamin B12 trotz ausreichender Zufuhr durch die Nahrung nicht aufgenommen werden. Der Intrinsic-Faktor wird im Magen nur gebildet, wenn die Magenschleimhaut intakt ist.

Das Vitamin B12 dient der Nervenregeneration, der Blutbildung und somit auch indirekt der ausreichenden Blutversorgung der Wunde. Die empfohlene Tagesdosis liegt bei etwa 3 μg, die therapeutische Dosis bei etwa 10–1000 μg. Einen Mangel an Vitamin B12 zeigen vor allem Patienten, welche regelmäßig Schmerzmittel wie ASS oder Diclofenac, Protonenpumpenhemmer, Methotrexat, die Antibabypille und Antidiabetika wie Metformin einnehmen. Zudem besteht ein erhöhter Bedarf bei Hyperthyreose, veganer Ernährung, Alkoholmissbrauch, Rauchen, Schwangerschaft, Parasitenbefall, Leber- und Nierenerkrankungen, Overgrowth-Syndrom, Bauchspeicheldrüseninsuffizienz und chronischer Gastritis.

Ein Mangel an Vitamin B12 zeigt sich durch eine verzögerte Wundheilung, eingerissene Mundwinkel, entzündliche Veränderungen der Haut und eine schlechte Hautdurchblutung. Zudem entwickeln sich neurologische Symptome wie Kribbeln, Taubheit, Zungenbrennen, Gangstörungen, Zeichen von Anämie, Blässe, Müdigkeit und Abgeschlagenheit. Überdosierungen sind nicht bekannt, da überschüssiges Vitamin B12 vom Körper ausgeschieden wird.

▶ **Hinweis** Das Vitamin B12 sollte im Blut über den Laborwert Holotranscobalamin (aktives Holo-TC) bestimmt werden, da dies eine genaue Messung zulässt. Die Messung des Gesamt-Vitamin B12 ist zwar kostengünstiger, gilt jedoch als ungenau, da das Vitamin zum größten Teil im Serum an das Glykoprotein Haptocorrin gebunden ist. Trotz eines unauffälligen Gesamt-Vitamin B12-Spiegels kann sich bei der Messung des Holo-TC-Wertes ein ausgeprägter Mangel zeigen.

Bedeutung für die **Narbenbehandlung bei einem Mangel an Vitamin-B-Komplexen:**

* Taubheit,
* Kribbeln,
* neuropathische Schmerzen,
* Entzündungen der Haut (Dermatitis),
* rote und schuppige Haut,
* unzureichend durchblutete Wunde,
* verzögerte Wundheilung,
* verminderte Immunabwehr.

Vitamin C (Ascorbinsäure)

Dieses Vitamin ist vor allem in Zitrusfrüchten, Acerola-Kirsche, Paprika, grünem Gemüse, Brokkoli, Sanddorn und Hagebutten enthalten. Vitamin C dient der besseren Aufnahme von Eisen aus dem Dünndarm. Zudem gilt es als Radikalfänger, stärkt die Immunabwehr, vermindert oxidative Schäden, unterstützt den Abbau von Histamin, baut Kollagen auf und fördert die Wundheilung durch die Bildung von Fibroblasten. Die empfohlene Tagesdosis liegt bei etwa 100 mg, die therapeutische Dosis bei ca. 350–1000 mg. Die Einnahme von mehr als 500 mg Vitamin C täglich ist bei einer Niereninsuffizienz, Hämochromatose (Eisenspeicherkrankheit) und Oxalatsteinen kontraindiziert.

Bei einem Mangel an Vitamin C kommt es häufiger zu Zahnfleischbluten, Abgeschlagenheit und Müdigkeit. Eine Überdosierung an Vitamin C zeigt sich anhand von Durchfällen und einem höheren Risiko von Nierensteinen.Ein erhöhter Bedarf besteht bei immungeschwächten Patienten, Rauchern, Diabetes mellitus, chronischer Gastritis, chronischen Magen-Darm-Erkrankungen, Osteoporose, Stress, Nieren- und Krebserkrankungen sowie bei der Einnahme von ASS, Kortikosteroiden und der Antibabypille.

▶ **Hinweis** Die Verbindung Ester C zeigt eine höhere Bioverfügbarkeit, bessere Magenverträglichkeit und ein geringeres Risiko für die

Bildung von Harnsteinen im Vergleich zu herkömmlichen Vitamin C-Präparaten.

Bedeutung für die **Narbenbehandlung bei einem Mangel an Vitamin C:**

- verzögerte Wundheilung,
- Neigung zu Entzündungen,
- verminderte Kollagenbildung,
- verminderte Immunabwehr.

Vitamin D

Vitamin D ist ein fettlösliches Vitamin, welches unter Einfluss von UV-B-Strahlung der Sonne über verschiedene Stoffwechselvorgänge in den Nieren aktiviert (aktives Vitamin D3, Calcitriol) und der Leber gespeichert wird. Bei Erkrankungen der Nieren wie einer Niereninsuffizienz (induziert durch Medikamente, Bluthochdruck, Diabetes mellitus oder Autoimmunerkrankungen) kommt es hierdurch zu einem Vitamin D-Mangel. Die ausreichende Aufnahme von Sonnenstrahlung ist vom Einfallswinkel der Sonne, den Breitengraden der Erde, aber auch von der Sonnencreme-Anwendung, dem Alter oder dem Hauttypen abhängig. Die therapeutische Tagesdosis ist stark vom individuellen Laborbefund abhängig. Tägliche Dosierungen von 2000–4000 I.E. gelten jedoch als ungefährlich, wobei jedoch eine idiopathische Hypercalciurie und Hypercalciämie als absolute bzw. Nierensteine, eine Niereninsuffizienz und Sarkoidose als relative Kontraindikationen einzustufen sind. Bei Autoimmunerkrankungen wie der Multiple Sklerose sind unter besonderen Voraussetzungen Hochdosistherapien möglich. Diese sollten jedoch nur von erfahrenen und darin ausgebildeten Ärzten durchgeführt werden. Solche Therapien erfolgen in der Regel nach dem sogenannten **Coimbraprotokoll** (Begründer ist der brasilianische Arzt Dr. Cicero G. Coimbra).

Ein Mangel an Vitamin D ist mit zahlreichen Erkrankungen assoziiert. Hierzu zählen Krebserkrankungen, Herz-Kreislauf-Erkrankungen, Osteoporose, Fibromyalgie, Diabetes mellitus oder Multiple Sklerose. Zudem kann es zu Müdigkeit, erhöhter Infektanfälligkeit, Herzmuskelschwäche, Glukoseintoleranz, Unfruchtbarkeit und Wundheilungsstörungen kommen. Ein erhöhter Bedarf besteht bei Kindern, Älteren, chronisch-entzündlichen Darmerkrankungen, Nierenerkrankungen, Diabetes mellitus, chronischen Lungenerkrankungen und Multiple Sklerose. Zudem erhöht sich der Bedarf bei der Einnahme von folgenden Medikamenten: Statine,

Glukokortikoide, Protonenpumpenhemmer, H2-Blocker wie Cimetidin, Aromata-sehemmer, Antiepileptika, Tamoxifen, Antibabypille bzw. Hormonersatztherapie und Bisphosphonate.

Bedeutung für die **Narbenbehandlung bei einem Mangel an Vitamin D:**

* verzögerte Wundheilung,
* teils ausgeprägte Wundheilungsstörungen,
* rissige und trockene Haut,
* Gefahr von Sekundärinfektionen,
* verminderte Immunabwehr.

Vitamin E (Tocopherol)
Vitamin E ist ein fettlösliches Vitamin und wird über den Dünndarm resorbiert. Es dient als Radikalfänger und unterstützt somit das Immunsystem. Zudem wirkt es schmerzhemmend, antithrombotisch, es unterstützt die Wundheilung und kann der Bildung von Keloiden vorbeugen.

Vitamin E findet sich vorzugsweise in Pflanzenölen, Nüssen, Fisch, Butter, Eiern, Spinat und Avocados. Die empfohlene Tagesdosis liegt bei etwa 12 mg, die therapeutische Dosis bei ca. 100–300 mg.

Ein Mangel an Vitamin E zeigt sich durch Störungen in der Nerventätigkeit, einem Kollagenabbau, Haarausfall, Muskelschwäche und einem erhöhten Risiko für Diabetes mellitus oder Morbus Alzheimer. Ein erhöhter Bedarf besteht bei chronisch-entzündlichen Darmerkrankungen, Bauchspeicheldrüsenerkrankungen, Diabetes mellitus, Mukoviszidose, Alkohol- und Tabakkonsum sowie Morbus Alzheimer.
Bedeutung für die **Narbenbehandlung bei einem Mangel an Vitamin E:**

* verzögerte Wundheilung,
* Mangel an Kollagen,
* vermehrte Bildung von Keloiden,
* verminderte Immunabwehr.

1.3   Mineralstoffe

Mineralstoffe sind nichtorganische Stoffe bzw. Salze, die dem Körper über die Nahrung zugeführt werden müssen. Sie sind gegen Hitze und Licht unempfindli-cher als Vitamine.

Mineralstoffe können in die sog. Spurenelemente und Mengenelemente unterteilt werden. Zudem finden sich wichtige Mineralstoffe speziell für die Narbenbehandlung.

Magnesium (Mg)

Dieser Mineralstoff ist an mehr als 300 enzymatischen Prozessen beteiligt und hat einen wichtigen Einfluss auf die Zellregeneration, aber auch auf die Freisetzung von Neurotransmittern und Hormonen wie dem Insulin. Magnesium ist vorrangig in grünem Gemüse, Getreideprodukten, Haferflocken, Nüssen, Hülsenfrüchten und Bananen enthalten. Die empfohlene Tagesdosis liegt bei etwa 300 mg, die therapeutische Dosis bei ca. 300–1000 mg. Hohe Dosierungen dürfen nicht bei einer vorliegenden schweren Niereninsuffizienz erfolgen. Ein Mangel an Magnesium wird durch Darmerkrankungen, Durchfälle, Erbrechen und durch Einnahme von Diuretika, Protonenpumpenhemmer, Antibiotika, Glukokortikoiden und der Antibabypille begünstigt. Ein höherer Bedarf besteht außerdem bei chronischem Stress, chronischen Darmerkrankungen, Erkrankungen der Nieren und der Bauchspeicheldrüse, Hyperthyreose, Diabetes mellitus sowie bei Alkoholmissbrauch. Zudem zeigt sich ein Mangel durch Krämpfe der Muskulatur, Müdigkeit und Abgeschlagenheit sowie Nervosität und Herzrasen.

▶   **Hinweis** Die Verbindungen Magnesiumcitrat und –glukonat zeigen eine hohe Bioverfügbarkeit, wohingegen Magnesiumoxid und –taurinat eine vergleichsweise schlechte Bioverfügbarkeit zeigen.

Bedeutung für die **Narbenbehandlung bei einem Mangel an Magnesium:**

- Muskelschmerzen,
- Muskelkrämpfe,
- Durchblutungsstörungen,
- Kribbeln,
- Taubheit,
- Parästhesien,
- verzögerte Wundheilung.

Kupfer (Cu)

Kupfer findet sich vor allem in Innereien wie Leber, Fisch, Vollkornprodukten, Kakao und Hülsenfrüchten. Kupfer wird aus dem Dünndarm resorbiert und in der Leber wie auch in Knochen und Muskeln gespeichert und bei Bedarf frei gegeben. Es dient der Zellatmung, d. h., dass Zellen durch das Spurenelement ausreichend mit Sauerstoff versorgt werden. Die Wundheilung wird durch Bindegewebsneubildung und Kollagen-Elastin-Quervernetzungen unterstützt. Zudem hat Kupfer eine entzündungshemmende Eigenschaft und ist als Cofaktor am Histaminabbau beteiligt. Die empfohlene Tagesdosis liegt bei etwa 1–1,5 mg, die therapeutische Dosis bei ca. 2–3 mg.

Der Bedarf ist bei exzessivem Sport, bei einer überdosierten Gabe von Zink, Morbus Wilson, Zöliakie und chronischen Darm- und Nierenerkrankungen erhöht. Erhöhte Werte wiederum können auf Infektionen, Bauchspeicheldrüsenerkrankungen oder Leberschäden hindeuten. Zudem treten erhöhte Werte in der Schwangerschaft und bei der Einnahme von Verhütungsmitteln auf.

Bedeutung für die **Narbenbehandlung bei einem Mangel an Kupfer:**

- verzögerte Wundheilung,
- verminderte Zellatmung,
- Entzündungen der Haut,
- Durchblutungsstörungen,
- verminderte Immunabwehr.

Eisen (Fe)

Eisen wird über die Nahrung aufgenommen und im Dünndarm resorbiert. Dem Körper fällt es leichter, Eisen aus Lebensmitteln tierischen Ursprungs aufzunehmen. Zudem begünstigt die Wirkung von Vitamin C die Aufnahme in den Körper. Eisen ist für die Bildung neuer Zellen unerlässlich und bindet Sauerstoff an Hämoglobin. Somit können die mit Sauerstoff beladenen Erythrozyten im Organismus verteilt werden. Gehen rote Blutkörperchen zugrunde, wird das freiwerdende Eisen vom Körper vollständig wiederverwertet. Des Weiteren dient Eisen dem Abtransport von Kohlendioxid und der Immunabwehr.

Besteht ein Mangel an Eisen, kann sich dies anhand einer Eisenmangelanämie zeigen. In diesem Zustand stehen zwar genug Erythrozyten und Sauerstoff bereit, jedoch können sie durch das fehlende Eisen nicht transportiert werden. Eisenmangel entsteht einerseits durch einseitige und vegane bzw. vegetarische Ernährung, andererseits durch Blutungen im Magen-Darm-Bereich, durch starke Menstruationsblutungen, durch Tumorerkrankungen und innerhalb der Schwangerschaft. Die empfohlene Tagesdosis liegt bei etwa 10 mg, die therapeutische Dosis bei ca. 14–300 mg.

▶ **Hinweis**
Eisenpräparate sollten nüchtern und in Kombination mit Vitamin
C eingenommen werden, da dies die Bioverfügbarkeit erhöht.
Zudem zeigen Präparate mit der Verbindung Eisenbisglycinat bzw.
pflanzliche Eisenpräparate aus dem Curryblattextrakt eine besonders
hohe Verfügbarkeit und Verträglichkeit bezüglich des Magen-Darm-
Traktes.
Zur genauen Bestimmung des Eisenspiegels sind folgende Para-
meter notwendig: Ferritin („Eisenspeicher"), Transferrin („Transpor-
teiweiß"), hsCRP und löslicher Transferrinrezeptor. Ein verminderter
Ferritin- und erhöhter Transferrin-Wert deuten auf einen Eisenmangel
hin. Ein erhöhter Ferritin- und verminderter Transferrin-Wert deuten hingegen auf einen Eisenüberschuss z. B. Hämochromatose bzw.
auf chronische Erkrankungen, Leber- oder Tumorerkrankungen hin.
Zeigt sich das Transferrin stark vermindert, so können hier chronische Entzündungen oder auch Eiweißverluste über die Niere und den
Darm dahinter stecken.

Ein erhöhter Bedarf besteht in der Schwangerschaft, bei Kindern und älteren
Menschen, bei vegetarischer und veganer Ernährung, Blutspenden, Hämor-
rhoiden, Magen-Darm-Blutungen, starker Menstruation, Myomen, chronischen
Entzündungen (Silent Inflammation) wie Hashimoto-Thyreoiditis oder chronische
Gastritis bzw. Darmparasiten.

Ein Mangel an Eisen zeigt sich durch Blässe, Schleimhautblässe, Müdigkeit,
Abgeschlagenheit, Schluckstörungen, verminderte Schilddrüsenaktivität, brüchige
Nägel, eingerissene Mundwinkel, Kopfschmerzen, Leistungsabfall und Haaraus-
fall. Eine Überdosierung an Eisen führt zu Durchfall und Erbrechen.

Bedeutung für die **Narbenbehandlung bei einem Mangel an Eisen:**

- trockene Haut,
- eingerissene Haut,
- Wundheilungsstörungen,
- Anämie (Blutarmut) bzw. verminderte Durchblutung der Wunde.

Zink (Zn)
Zink findet sich vor allem in Innereien, Fleisch, Milchprodukten, Fisch, Eiern,
Vollkornprodukten und Haferflocken, wobei die Bioverfügbarkeit in tierischen Pro-
dukten höher ist. Zink wird über den Dünndarm aufgenommen und im Knochen-

und Muskelgewebe angereichert. Zudem hat Zink einen bedeutenden Einfluss auf die Wundheilung, die Immunabwehr und die Kollagensynthese und gilt als wichtiger unterstützender Faktor bei der Bildung von Schilddrüsenhormonen und Neurotransmittern. Die empfohlene Tagesdosis liegt bei etwa 10–15 mg, die therapeutische Dosis bei ca. 10–30 mg, kurzzeitig auch bis 50 mg. Die Einnahme bei einer Niereninsuffizienz ist kontraindiziert.

Der Bedarf an Zink ist erhöht bei chronischen Darmerkrankungen, Schwangeren, Kindern, Sport, Alkoholmissbrauch, Schwermetallbelastungen und vegetarischer Ernährung, aber auch bei der Einnahme von Antibiotika, ACE-Hemmern (Blutdrucksenker), Kortikosteroiden, Diuretika, der Antibabypille, Schmerzmitteln wie Ibuprofen oder Diclofenac. Ein Mangel an Zink zeigt sich durch Müdigkeit, Haarausfall, brüchige Nägel, Depression, Hyperaktivität, Gewichtsverlust, Unfruchtbarkeit, verzögerte Wundheilung, Entzündungen der Haut und eine geschwächte Immunabwehr.

▶ **Hinweis** Die Einnahme von organischen Zinkverbindungen wie Zinkcitrat, -glukonat oder –bisglycinat zeigt eine hohe Bioverfügbarkeit.

Bedeutung für die **Narbenbehandlung bei einem Mangel an Zink:**

* verzögerte Wundheilung,
* erhöhtes Risiko für Wundinfektionen,
* verminderte Kollagensynthese,
* verlangsamter Wundschluss,
* verringerte Verhornung der Haut,
* Entzündungen der Haut,
* verminderte Immunabwehr.

Jod (I)

Jod findet sich vor allem in fettreichen Fischen oder Meeresalgen wie Wakame, Kombu, Braun- und Rotalgen, Dulse, Nori oder Blasentang. Der Jodgehalt von Meeresalgen kann stark schwanken. Zudem können fettreiche Fische mit Schwermetallen belastet sein. Beim Kauf von Präparaten sollte deshalb auf Schadstofffreiheit sowie auf eine klar definierte Menge Jod pro Kapsel geachtet werden. Jod hat einen wichtigen Einfluss auf die Schilddrüsenfunktion, den Energiestoffwechsel und den Wärmehaushalt. Die empfohlene und therapeutische Tagesdosis liegt bei 200 μg. Die Einnahme von Jod ist bei Autoimmunerkrankungen und Adenomen der Schilddrüse kontraindiziert. Der Bedarf an Jod ist bei Schilddrüsenerkrankungen,

Schwangeren, Stillenden, Kindern und Veganern erhöht. Ein Mangel an Jod zeigt sich durch Müdigkeit, Haarausfall, Gewichtszunahme, trockene Haare, Konzentrationsstörungen, Unfruchtbarkeit, Zyklusstörungen, erhöhtes Risiko für Fehlgeburten, Herzrasen, Kälteempfindlichkeit, Verstopfung, Strumabildung und eine verzögerte Wundheilung.

▶ **Hinweis** Der individuelle Jodstatus kann im Urin überprüft werden.

Bedeutung für die **Narbenbehandlung bei einem Mangel an Jod:**

- verzögerte Wundheilung,
- trockene und rissige Haut,
- verminderte Immunabwehr.

Mangan (Mn)
Mangan findet sich vor allem in pflanzlichen Produkten wie grünem Gemüse, Hülsenfrüchten, Vollkornprodukten, Knollen und Wurzeln. Mangan hat einen wichtigen Einfluss auf die Blutgerinnung, den Knochen- und Knorpelstoffwechsel, die Hormonsynthese und den Abbau von Histamin. Die empfohlene Tagesdosis liegt bei etwa 2–5 mg, die therapeutische Tagesdosis bei 4 mg. Die Einnahme von Mangan ist bei bekannten Entgiftungsstörungen kontraindiziert. Ein Mangel an Mangan zeigt sich durch Blutgerinnungsstörungen, erhöhte Cholesterin- und Blutzuckerwerte, Knorpelschäden und Gewebedefekte.

Bedeutung für die **Narbenbehandlung bei einem Mangel an Mangan:**

- verzögerte Wundheilung,
- verminderter Wundschluss,
- raue und trockene Haut,
- Gewebedefekte.

Selen (Se)
Deutschland und andere europäische Länder gelten aufgrund der bewirtschafteten Böden als Selenmangelgebiete. Jedoch findet sich Selen vor allem in Nüssen wie Para- oder Kokosnüssen. Interessanterweise wurden Paranüsse vom Bundesamt für Strahlenschutz bezüglich ihrer Strahlenexposition untersucht. Dabei zeigte sich ein etwa 1000 fach höherer Radiumgehalt, als in der restlichen Gesamtnahrung in Deutschland. Die Aufnahme von täglich 2 Paranüssen entspricht einem

Radiumgehalt von 160 Mikrosievert (0,16 Millisievert) pro Jahr, wobei die Aufnahme durch die tägliche Nahrung pro Jahr etwa 300 Mikrosievert (0,3 Millisievert) entspricht (Bundesamt für Strahlenschutz, 2021). Vergleicht man dies mit radiologischen Untersuchungen, so entspricht ein Röntgenbild der unteren Extremität 0,01 Millisievert, eine beidseitige Mammografie in 2 Ebenen 0,4 Millisievert, das Röntgen der Lendenwirbelsäule in 2 Ebenen 0,6 Millisievert, eine Schädelbzw. Lendenwirbelsäulen-Computertomografie jeweils 2 Millisievert und eine Schilddrüsenszintigrafie 0,9 Millisievert (Bundesamt für Strahlenschutz, 2020).

Selen gilt als starkes Antioxidans und hat einen wichtigen Einfluss auf den Schutz der Zellen und der DNA-Struktur, auf die Schilddrüsenfunktion, die Entgiftung der Leber und die Immunabwehr. Zudem wirkt es krebshemmend und wird mehr und mehr in der Behandlung von unterschiedlichen Krebsarten wie Brustkrebs eingesetzt. In der Krebsbehandlung führt der Einsatz von Selen zu einer besseren Ansprechrate von Zytostatika, zu weniger Nebenwirkungen wie Nieren-, Herzschäden, Übelkeit oder Erbrechen, zu einer Verminderung des Tumorwachstums und der Metastasierung, zu einer geringeren Sterblichkeitsrate und einer besseren Prognose. Außerdem ist Selen in der Lage, Lymphödeme aufgrund von Operationen und Bestrahlung nachweislich zu reduzieren.

Die empfohlene Tagesdosis liegt bei 60–70 µg, die therapeutische Tagesdosis bei etwa 200–400 µg bis hin zu 1000 µg. Die Einnahme von Selen zeigt bislang keine Kontraindikationen, jedoch sollten Überdosierungen vermieden werden. Der Bedarf an Selen ist bei Schilddrüsenerkrankungen vor allem bei Autoimmunerkrankungen wie Hashimoto-Thyreoiditis oder Morbus Basedow, bei Schwangeren, Stillenden, Kindern, Veganern, akuten und chronischen Entzündungen, Schwermetallbelastungen, Rauchern und der Einnahme von Neuroleptika erhöht. Ein Mangel an Selen zeigt sich durch Müdigkeit, Depression, Schilddrüsenstörungen, Infektanfälligkeit, Muskelschmerzen, Herzmuskelerkrankungen, Ödemneigung und eine verzögerte Wundheilung.

▶ **Hinweis**
Selen befindet sich größtenteils im Vollblut, sodass die Bestimmung im Vollblut zu bevorzugen ist. Ist dies nicht möglich, wird der Wert im Serum bestimmt. Wird Selen dauerhaft eingenommen, so sollte der Wert im Blut regelmäßig kontrolliert werden. Selen sollte in anorganischer Form d. h. als Natriumselenit eingenommen werden, da es in Untersuchungen eine bessere Bioverfügbarkeit im Vergleich zu organischen Verbindungen wie Selenmethionin oder Selenhefe zeigt. Außerdem gilt es zu beachten, dass Natriumselenit morgens nüchtern eingenommen wird.

Die Anwendung von Selen nach einer Operation kann das Auftreten von Lymphödemen reduzieren. Auch bei chronischen Lymphödemen sollte die Einnahme von Selen erwogen werden. Bei akuten Lymphödemen können 1× täglich 1000 µg über 14 Tage bzw. bei chronischen Lymphödemen 1 × täglich 200–400 µg empfohlen werden. Die Einnahme ist parallel zu einer manuellen Lymphdrainage ohne weiteres möglich.

Bedeutung für die **Narbenbehandlung bei einem Mangel an Selen:**

- verzögerte Wundheilung,
- Entzündungsneigung,
- Neigung zu Lymphödemen nach einer Operation,
- trockene und rissige Haut,
- verminderte Immunabwehr.

Medikamente als Einflussfaktoren in der Wund- und Narbenheilung

2

Medikamente gelten als **Arzneimittel** und sind in der Regel apotheken- und bzw. oder verschreibungspflichtig. Ein kleiner Teil von Medikamenten ist zudem frei verkäuflich wie z. B. Arzneitees oder Desinfektionsmittel. Die Anwendung von Medikamenten wird als Medikation, Arznei- oder Pharmakotherapie bezeichnet.

Die **Pharmakologie** beschreibt die Lehre von der Arzneimittelwirkung auf den Organismus. Die Pharmakokinetik geht der Frage nach, wie der Körper mit dem Arzneimittel umgeht und welche Wirkkonzentrationen durch die Resorption entstehen. Die Pharmakodynamik wiederum beschreibt, wie das Arzneimittel auf den Körper Einfluss nimmt und am entsprechenden Wirkort agiert.

Bei der Einnahme von Medikamenten kann die orale, parenterale (Umgehung des Verdauungstraktes z. B. durch Injektionen) und topische (über die Haut) Applikation unterschieden werden, wobei nachfolgend auf die orale Einnahme (Kapseln, Tabletten) eingegangen wird.

2.1 First Pass Effekt und Entgiftung

Bei der oralen Einnahme von Medikamenten spielt der **First Pass Effekt** und die individuelle **Entgiftung** des Patienten eine entscheidende Rolle. Der First Pass Effekt bezeichnet die Metabolisierung eines Medikamentes in der Leber, nachdem dieses über den Verdauungstrakt resorbiert wurde. Aktive Metabolite werden als **Prodrugs** bezeichnet. Hierzu gehört z. B. das Opioid Tilidin.

▶ **Hinweis** Leiden Patienten unter chronischen Lebererkrankungen, so kann die Metabolisierung, aber auch die Bildung von aktiven

© Der/die Autor(en), exklusiv lizenziert an Springer-Verlag GmbH, DE, ein Teil von Springer Nature 2024
B. Peters, *Einflussfaktoren auf die ergo- und physiotherapeutische Narbentherapie*, essentials, https://doi.org/10.1007/978-3-662-68899-1_2

Metaboliten gestört sein. Mögliche Erkrankungen sind z. B. eine **Fettleber, Leber-Hepatitis, Leberzirrhose** oder **Hämochromatose** (Eisenüberladung).

Die **Entgiftungsphasen** (Abb. 2.1) werden grundsätzlich in zwei Phasen unterteilt. In der Phase 1 werden Umweltgifte, Schadstoffe und Medikamente mithilfe der **Cytochrom P450 Enzyme** aufgespalten, reduziert und an Sauerstoff gebunden. Hierfür sind verschiedene B-Vitamine, Magnesium, Eisen, Selen, Zink, Coenzym Q10, Vitamin C, aber auch Glutathion notwendig. Kommt es zu einem genetischen Defekt in diesen Enzymen, dann verläuft die Phase 1 nicht zielgerichtet und es entsteht eine mangelnde Metabolisierung. Diese kann zur Bildung von radikalen bzw. zelltoxischen Zwischenprodukten führen. Bekannte Enzyme der P450-Gruppe sind CYP3A4, CYP2D6, CYP2C9 und CYP2C19, wobei ersteres fast die Hälfte aller Medikamente in der Phase 1 metabolisiert. CYP3A4 metabolisiert z. B. **Antihistaminika**, Steroide wie **Cortison, Blutdrucksenker** oder **Statine**, CYP2D6 z.B. **Antidepressiva** wie Venlafaxin, Beta-Blocker wie Metoprolol und **Opioide** wie Codein oder Tramadol sowie **Tamoxifen**, CYP2C9 z. B. **NSAR** und **COX-Hemmer** wie Ibuprofen, Diclofenac oder Celecoxib sowie **Antidiabetika**, CYP2C19 z. B. **Protonenpumpenhemmer** wie **Omeprazol** oder **Pantoprazol**, Antidepressiva, Antiepileptika oder Progesteron.

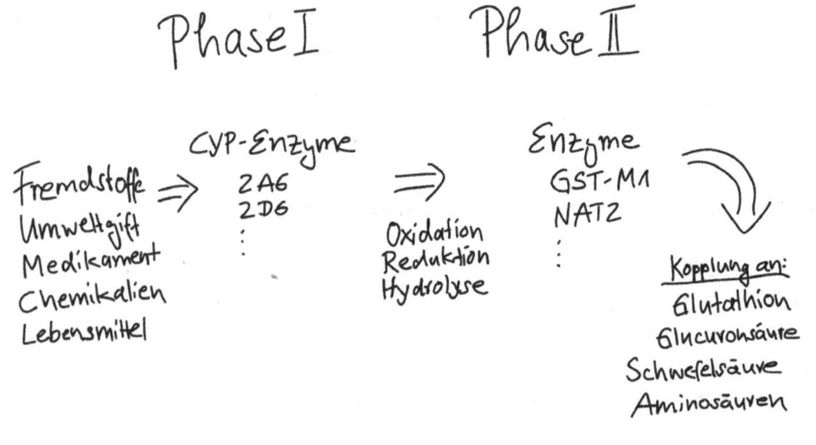

Abb. 2.1 Die Entgiftungsphasen Phase 1 und Phase 2

Interessanterweise können die CYP3A4-Enzyme durch unterschiedliche Stoffe gehemmt (inhibiert), aber auch aktiviert (induziert) werden. Zu den Inhibitoren gehören z. B. Grapefruit, Omeprazol und Pantoprazol, der Blutdrucksenker Verapamil oder auch Statine. Zu den Induktoren zählen z. B. Barbiturate (Beruhigungsmittel), das Antiepileptikum Carbamazepin, Glukokortikoide, das Antibiotikum Rifampicin, Johanniskraut oder Östrogene.

▶ **Praxistipp**

Ein Patient leidet an einem Defekt der Metabolisierung betreffend dem CYP2C19-Enzym, sodass die Verstoffwechselung seines Medikaments (Pantoprazol) herabgesetzt ist. Dies kann zu gefährlichen Zwischenprodukten führen, da der Körper nicht in der Lage ist, die giftigen Metabolite in die Phase 2 zu überführen. Daneben schildert der Patient, dass vor einiger Zeit ein ausgeprägter Mangel an Vitamin B12, Eisen, Selen, Zink und Coenzym Q10 beim Arzt festgestellt wurde.

In diesem Falle wäre es ratsam, die Phase 1 der Entgiftung durch entsprechende Mikronährstoffe vorsichtig zu unterstützen, um die Toxität der Metabolite zu verringern.

In der Phase 2 kommt es zur Konjugationsreaktion. Die schädlichen Stoffe werden nun für die Ausscheidung über den Stuhl, die Galle oder den Urin vorbereitet. Für diese Phase sind B-Vitamine, verschiedene Aminosäuren und Glutathion notwendig. Zudem kann diese Phase durch höher dosierte Mariendistelextrakte unterstützt werden. Liegt bei diesen Enzymen ein genetischer Defekt vor, dann kann es zu vermehrten Gewebeschäden kommen. Wichtige Enzyme der Phase 2 sind **NAT2 (N-Acetyltransferase), SOD2 (Superoxiddismutase 2)** und die **Glutathion-S-Transferasen (GST-M1, GST-P1 und GST-T1).** NAT2 ist für die Metabolisierung von verschiedenen Medikamenten und Chemikalien sowie Koffein zuständig. Bei einem Defekt kann es zu Nervenschäden und einer Leukopenie kommen. SOD2 gilt als wichtiger Radikalfänger und verhindert somit oxidativen Stress sowie Zellschäden. Die Transferase ist stark vom Mikronährstoff Mangan abhängig. Bei einem Defekt ist die Gefahr für chronische Erkrankungen und Krebs erhöht. Ein Großteil der europäischen Bevölkerung ist (ähnlich wie bei NAT2) von einem GST-M1-Defekt betroffen. GST-M1 ist in der Lage, polyzyklische Kohlenwasserstoffe z. B. in Autoreifen, Tabak oder Grillfleisch enthalten, zu entgiften. Ein Defekt erhöht auch hier das Risiko für Krebserkrankungen. GST-P1 wiederum ist vorrangig für die Entgiftung von Alkylanzien (Zytostatika) zuständig. GST-T1 ist ebenfalls in der Lage, Zytostatika zu entgiften. Zudem zählen auch giftige Stoffe wie Ethylenoxid und Dichlormethan dazu. Ersteres findet in der Herstellung von Polyester und in der Sterilisierung von medizinischen Geräten Anwendung. Zudem wird es genutzt, um Lebensmittel und Gewürze in nichteuropäischen Ländern zu begasen, um die Schimmelbildung zu unterbinden. Zweites wird für die Herstellung von Lacken, Lösungsmitteln und Industrieklebern, aber auch zur Entkoffeinierung von Kaffee verwendet. Dichlormethan gilt als **endokriner Disruptor,** d. h. dass dieser Stoff als hormonwirksam für den Körper einzustufen ist. Zudem gilt er als krebserregend.

▶ **Praxistipp** Ein Patient leidet an einer Genvariation betreffend dem NAT2-Enzym, sodass die Ausscheidung seiner Medikamente herabgesetzt ist. Zu seinen Medikamenten zählen ein Barbiturat und ein Glukokortikoid. Zudem nimmt er hochdosiertes Johanniskrautextrakt ein, um mehr in die Entspannung zu kommen. Alle drei Arzneimittel induzieren das CYP3A4-Enzym der Phase 1. Durch die Einnahme dieser CYP3A4-Induktoren kommt es zu einer beschleunigten Metabolisierung der Wirkstoffe. Da jedoch die Phase 2 durch den Defekt des NAT2-Enzyms stark vermindert ist, kommt es zu einer mangelnden Ausscheidung der toxischen Stoffe. Hierbei besteht die Gefahr von chronischen Erkrankungen bis hin zu Krebs. In diesem Falle wäre es ratsam, die Phase 2 der Entgiftung durch entsprechende Stoffe wie Mariendistelextrakt vorsichtig zu unterstützen, um die Toxität der Metabolite zu verringern und die Ausscheidung zu gewährleisten. Zudem sollte eine Neumedikation durch den Arzt erfolgen sowie Johanniskraut abgesetzt werden.

Weitere Faktoren für die Wirkung und Verträglichkeit von Medikamenten
Die Wirkung und Verträglichkeit ist von unterschiedlichen Faktoren abhängig. Hierbei spielen die **Liberation (Freisetzung),** die **Absorption (Aufnahme),** die **Distribution (Verteilung),** der **Metabolismus (Abbau)** und die **Exkretion (Ausscheidung)** eine wichtige Rolle.

Nachfolgend werden wichtige Einflussfaktoren zusammengefasst, welche die Wirkung und Verträglichkeit von Medikamenten negativ beeinflussen:

Liberation:

- verminderte Produktion von Verdauungssäften z. B. durch:
  - betreffend den Magen:
    Einnahme von Protonenpumpenhemmern
    verminderte Magensäureproduktion durch Schilddrüsenunterfunktion

- betreffend die Bauchspeicheldrüse
  verminderte Bildung von Bauchspeicheldrüsenenzymen durch **chronische Pankreasinsuffizienz** z. B. aufgrund von Virusinfektionen oder Alkoholmissbrauch
- betreffend die Leber und Galle
  verminderte Bildung von Gallensaft in der Leber durch Leberschäden z. B. aufgrund von Virusinfektionen, Medikamenteneinnahme oder Ernährungsgewohnheiten **(nichtalkoholische Fettleber)**
  Gallensteine

Absorption:

- Erkrankungen des Verdauungstraktes z. B.:
  - **Overgrowth-Syndrom (Dünndarmfehlbesiedelung)**
  - **Leaky-Gut-Syndrom** („undichter" Darm)
  - entzündliche Darmerkrankungen wie **Morbus Crohn** oder **Colitis ulcerosa**
  - Nahrungsmittelunverträglichkeiten

Distribution:

- mangelnde Durchblutung von Organen
- gestörte Blutverteilung
- Mangelernährung mit Folge eines abnehmenden Serumalbumins (Trägerstoff)

Metabolismus:

- gestörter Leberstoffwechsel betreffend Phase 1 und Phase 2 der Entgiftung

Exkretion:

- verringerte Ausscheidung z. B. durch:
  - betreffend den Darm:
    Darmträgheit
    Vernarbungen des Bauchraumes
    chronisch-entzündliche Darmerkrankungen
    verminderte Zufuhr von Ballaststoffen
  - betreffend die Galle:
    Gallensäuremangelsyndrom
  - betreffend die Nieren:
    Niereninsuffizienz

Anhand dieser Zusammenfassung wird deutlich, wie komplex die Aufnahme und Verarbeitung von Medikamenten ist. Zudem führen verschiedene Faktoren z. B. zu einer verminderten bzw. verstärkten Wirkung bzw. einem verminderten bzw. verstärkten Abbau von Medikamenten. Nachfolgend werden nun vielfach verordnete Medikamente beschrieben, welche neben diesen genannten Faktoren auch einen Einfluss auf den Mikronährstoffhaushalt haben. Dies ist sehr wichtig zu wissen, da vermutlich eine nicht unbeträchtliche Menge an Wundheilungs- und Narbenstörungen auf einen Mangel an **Mikronährstoffen** zurückzuführen ist.

2.2 Medikamente und deren Einfluss auf den Mikronährstoffhaushalt

2.2.1 Antibiotika

Antibiotika sind in unterschiedlichen Applikationsformen wie Tabletten, Kapseln, Saft, Augentropfen, Salben oder Cremes erhältlich. Antibiotika können in die Gruppen **Tetrazykline** (Doxycyclin, Minocyclin), **Makrolide** (Clarithromycin, Azithromycin), **Chinolone** (Ciprofloxacin, Norfloxacin) und **Beta-Lactame** (Penicillin, Amoxicillin, Cefaclor oder Cefpodoxim) unterteilt werden, welche eine antibakterielle Wirkung zeigen. Interessanterweise gehören Makrolide zu den CYP3A4-Inhibitoren, d. h. dass diese die Metabolisierung über die CYP3A4-Enzyme hemmen.

▶ Hinweis Antibiotika sind der Lage, das Darmmikrobiom mittel- bis langfristig zu schädigen. Die Schädigung ist vom Wirkumfang des Antibiotikums, der Dosierung und Dauer, der Applikationsform und den pharmakodynamischen und –kinetischen Faktoren abhängig. Zudem ist die Gefahr von Pilzbefall (Candida species) und einer Clostridium difficile-Infektion deutlich erhöht. Beispielsweise sind die Schäden für die Darmflora bei folgenden Antibiotika besonders ausgeprägt: Ampicillin, Cefixim, Cefpodoxim-Proxetil und Clindamycin. Um die Schäden zu begrenzen, sollte während der Einnahme des Antibiotikums und darüber hinaus auch die Einnahme eines Probiotikums (Milchsäurebakterien) im zeitlichen Abstand erfolgen.

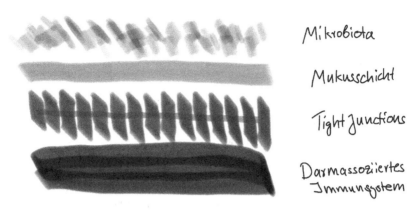

Mikrobiota

Mukusschicht

Tight Junctions

Darmassoziiertes Immunsystem

Abb. 2.2 Häufig verschriebene Antibiotika führen in der Regel zu weitreichenden Schäden des Darmmikrobioms

Die Schädigung der Darmflora (Abb. 2.2) durch Antibiotika hat zudem zur Folge, dass Mikronährstoffe nur noch vermindert vom Darm aufgenommen werden können. Daneben befinden sich etwa 80 % unseres **Immunsystems** im Darm. Werden Multivitaminpräparate zugeführt, so sollten diese mit einem Abstand von mindestens 3 h zu einem Antibiotikum v. a. Gyrasehemmer wie Chinolone und Tetrazykline erfolgen, da die Stoffe eine Komplexbildung eingehen und zu einer verminderten Wirkung des Antibiotikums führen. Zudem kommt es unter Gabe von Tetrazyklinen aufgrund der verminderten Rückresorption in der Niere häufig zu einem **Vitamin C-Mangel**. Auch beim Antibiotikum Cotrimoxazol (v. a. eingesetzt bei Atem- und Harnwegsinfekten) ist darauf zu achten, dass die Einnahme einen **Folsäuremangel** zur Folge hat. Daneben unterstützt die Einnahme von **Zink** z. B. in Form von Zinkcitrat die allgemeine Wirksamkeit verschiedener Antibiotika.

Die Einnahme von Antibiotika kann die Wund- und Narbenheilung auch noch Wochen und Monate nach dem Absetzen der Medikamente hinaus beeinflussen. Hierbei können sich folgende Beschwerden zeigen:

- verzögerte Wundheilung,
- erhöhte Gefahr für Wundinfektionen,
- erhöhte Gefahr für die Vermehrung multiresistenter Keime,
- verminderte Kollagenbildung,
- verminderte Immunabwehr,

- verminderte Kollagensynthese,
- verlangsamter Wundschluss,
- Entzündungen der Haut,
- Eiterbildung,
- Taubheit,
- Kribbeln,
- neuropathische Schmerzen,
- rote und schuppige Haut,
- unzureichend durchblutete Wunde.

▶ **Tipp**
Um das darmassoziierte Immunsystem zu unterstützen, haben sich folgende Einnahmen bei einem Erwachsenen bewährt:

- während der Antibiotikum-Einnahme: 2 ×täglich (morgens und abends) 1 Probiotikum mit ca. 1–2 h Abstand zum Antibiotikum einnehmen
- nach Absetzen des Antibiotikums für 4 Wochen: 1 ×täglich (morgens) 1 Probiotikum
- während der Antibiotikum-Einnahme und 4 Wochen darüber hinaus: 1 × täglich 500 mg Vitamin C in Form von Ester-C
- während der Antibiotikum-Einnahme und 4 Wochen darüber hinaus: 1 × täglich (abends) 30 mg Zink in Form von Zinkcitrat mit ca. 3–6 h Abstand zum Antibiotikum einnehmen

2.2.2 Schmerzmittel

Schmerzmittel werden auch als Analgetika bezeichnet. Diese sind in unterschiedlichen Applikationsformen wie Kapseln, Tabletten, Granulate, Pulver, Zäpfchen, Cremes, Gele oder Salben verfügbar. Schmerzmittel können wiederum in **Analgetika** (Schmerzlinderung), **Antipyretika** (Fiebersenker) und **Antiphlogistika** (Entzündungshemmer) unterteilt werden. Die klassischen nichtsteroidalen Antirheumatika (**NSAR**) wie **Acetylsalicylsäure, Naproxen, Ibuprofen** oder **Diclofenac** erfüllen alle drei Bereiche, wohingegen **Paracetamol** die ersten beiden bzw. Opioide nur den ersten Bereich erfüllen.

Acetylsalicylsäure führt dazu, dass die **Vitamin C**-Spiegel im Körper sinken. Zudem ist Paracetamol in der Lage, die Funktion des antioxidativen und entgiftungsfördernden Enzyms Glutathionperoxidase zu hemmen. Die Glutathionperoxidase ist **selenabhängig** und schützt Erythrozyten (rote Blutkörperchen) vor oxidativem Stress und einem möglichen Zerfall (hämolytische Anämie). Aufgrund möglicher Schäden der Magenschleimhaut durch die Einnahme von Acetylsalicylsäure verringert sich zudem die Bildung des Intrinsic-Faktors, welcher die Resorption von **Vitamin B12** ermöglicht. Des Weiteren kann die längerfristige Einnahme von diesem Medikament die Aufnahme von **Eisen** vermindern.

Interessanterweise ist **Vitamin E** in der Lage, entzündungsfördernde Zytokine zu hemmen. Dabei kann es die Wirkung von Antiphlogistika unterstützen. Vorsicht ist jedoch bei der Einnahme von kaliumhaltigen Nahrungsergänzungsmitteln in Verbindung mit Antiphlogistika geboten. Diese können aufgrund der nierenbelastenden Wirkung die Kaliumausscheidung vermindern und zu einer **Hyperkaliämie** führen.

▶ **Hinweis** Neben Schäden der Magenschleimhaut können bei der regelmäßigen Einnahme von Acetylsalicylsäure und anderen NSAR auch die Schleimhäute des Darms betroffen sein. Hierbei kann es zu einer erhöhten Durchlässigkeit des Darms, aber auch zu Schleimhautreizungen kommen. In diesem Falle ist es sinnvoll, die **Aminosäure L-Glutamin** täglich zuzuführen. L-Glutamin ist in der Lage, die Darmschleimhaut zu regenerieren, die Epithelzellen des Darms zu ernähren, die Schutzbarriere des Darms aufrechtzuerhalten sowie entzündliche Prozesse im Darm zu reduzieren.

Mögliche Folgen für die Wund- und Narbenheilung:

- verzögerte Wundheilung,
- Neigung zu Entzündungen,
- verminderte Kollagenbildung,
- verminderte Immunabwehr,
- Taubheit,
- Kribbeln,
- neuropathische Schmerzen,
- rote und schuppige Haut,
- Neigung zu Lymphödemen nach einer Operation,
- trockene und rissige Haut,
- Anämie (Blutarmut) bzw. verminderte Durchblutung der Wunde.

▶ **Tipp**

Um den Körper während der Behandlung mit Acetylsalicylsäure zu unterstützen, haben sich für eine erwachsene Person folgende Einnahmen bewährt (alle mit 1–2 h Abstand zum Medikament):

- 1 ×täglich 500 mg Vitamin C in Form von Ester-C
- 1 ×täglich morgens nüchtern 200 µg Selen in Form von Natriumselenit
- 1 ×täglich 500 µg Vitamin B12 in Form von Hydroxy- bzw. Methylcobalamin
- 1 ×täglich 15–30 mg Eisen in Form von Eisenbisglycinat,-gluconat oder Curryblattextrakt

zusätzlich möglich:

- 1 ×täglich 100–300 mg Vitamin E in Form von Tocopherol
- 1 ×täglich 3000 mg L-Glutamin, das Pulver in 1 Glas stilles Wasser lösen und trinken

▶ **Hinweis** Die Einnahme von Opioiden hat meist eine umfangreiche Beeinflussung von unterschiedlichen Mikronährstoffen zufolge. In solchen Fällen sollte mindestens einmal jährlich eine umfangreiche Blutanalyse erfolgen.

2.2.3 Antihypertonika

Antihypertonika werden auch als Blutdrucksenker bezeichnet und sind vorrangig als Kapseln oder Tabletten verfügbar. Diese lassen sich in **Beta-Blocker** (Bisoprolol, Metoprolol, Nebivolol), **ACE-Hemmer** (Captopril, Enalapril, Ramipril) und **Sartane bzw. AT1-Antagonisten** (Candesartan, Telmisartan, Valsartan) unterteilen. Zudem gibt es **Calciumantagonisten** bzw. Calciumkanalblocker (Amlodipin, Nifedipin, Verapamil) sowie Kombinationspräparate wie Dihydralazin. Beta-Blocker blockieren die Beta-1-Rezeptoren in den Herzkranzgefäßen und verdrängen hierdurch Katecholamine wie das Noradrenalin. Zudem reduzieren sie die Herzfrequenz, das Herzschlagvolumen, den venösen Rückfluss, die Kontraktilität des Herzens (Zusammenziehen) und die Noradrenalinfreisetzung. ACE-Hemmer hemmen das Angiotensin Converting Enzym, welches für die Umwandlung des Angiotensin I in Angiotensin II zuständig ist. Eine

Vielzahl von ACE-Hemmern gehört zu den sogenannten **Prodrugs,** d. h. sie entfalten ihre Wirkung nach der Metabolisierung in der Leber. Dies erhöht die Gefahr für Fehlmedikationen, da die Verstoffwechselung von Medikamenten von vielen einzelnen Faktoren beeinflusst wird und vom individuellen Mikronährstoffhaushalt des Patienten abhängig ist. Zu den möglichen Nebenwirkungen zählen Reizhusten, trockener Husten, Geschmacksstörungen, Hautekzeme und Niereninsuffizienz. Sartane blockieren den AT1-Rezeptor, was zur Beeinflussung des Renin-Angiotensin-Aldosteron- bzw. RAAS-Systems führt. Zu möglichen Nebenwirkungen zählen Schwindel, Hautekzeme, Verstopfung, Kopfschmerzen, Müdigkeit und Herzstolpern. Calciumkanalblocker hemmen den Einstrom von Calcium-Ionen im Inneren der Muskelzelle, welches zu einer Verminderung des Muskeltonus der Gefäße und zu einer Gefäßerweiterung führt. Zu möglichen Nebenwirkungen zählen Knöchelödeme, Kopfschmerzen, Verstopfung, allergische Reaktionen, niedriger Blutdruck und Wucherung des Zahnfleisches.

▶ **Hinweis**
Die regelmäßige Einnahme von ACE-Hemmern und Sartanen erhöht die Gefahr für eine **Hyperkaliämie,** welche zu Muskelschwäche, Muskelzuckungen, Lähmungen, Parästhesien, Herzrhythmusstörungen bis hin zu Herzstillstand führen kann. Zudem führt die Einnahme von ACE-Hemmern zu einer vermehrten Ausscheidung von **Zink** über die Nieren. Auch die Einnahme des Kombinationspräparates Dihydralazin führt zu einem Abfall des **Vitamin B6**-Spiegels im Blut.
Viele ACE-Hemmer gehören zu den sogenannten Prodrugs. Ihre Wirkung ist stark von der individuellen Metabolisierung des Patienten abhängig.
Calciumkanalblocker werden über das CYP3A4-Enzym metabolisiert. Die Einnahme von CYP3A4-Induktoren wie z. B. Carbamazepin, Glukokortikoide, Barbiturate oder Johanniskraut führt aufgrund dessen zu einer schnelleren Metabolisierung und damit zu einer verminderten Wirkung von Calciumkanalblockern. Die Einnahme von Inhibitoren wiederum wie z. B. Grapefruitsaft, Omeprazol und Pantoprazol, Verapamil oder Statine führt zu einer langsameren Metabolisierung und damit zu einer verstärkten Wirkung der Calciumblocker.

Folgende Beeinträchtigungen sind für die Wund- und Narbenheilung möglich:

• Taubheit,

- Kribbeln,
- neuropathische Schmerzen,
- Entzündungen der Haut,
- rote und schuppige Haut,
- unzureichend durchblutete Wunde,
- verzögerte Wundheilung,
- verminderte Immunabwehr,
- erhöhtes Risiko für Wundinfektionen,
- verminderte Kollagensynthese,
- verlangsamter Wundschluss,
- verringerte Verhornung der Haut,
- Eiterbildung.

▶ **Tipp**
Während der Einnahme von Antihypertonika sollte zudem **Magnesium** und **Vitamin D** eingenommen werden, da beides in der Lage ist, die Wirkung des Medikaments zu unterstützen.

Um den Körper während der Behandlung mit Antihypertonika zu unterstützen, haben sich folgende Maßnahmen bewährt:

Bei Einnahme von ACE-Hemmern und Sartanen:

- Messung des Kaliumspiegels im Vollblut (der größte Anteil des Kalium befindet sich nicht im Serum, sondern im Vollblut; Kaliumwerte können durch eine starke Stauung am Oberarm während der Blutentnahme falsch positiv erhöht sein)

Bei Einnahme von ACE-Hemmern:

- Messung des Zinkspiegels im Vollblut (der größte Anteil des Zinks befindet sich nicht im Serum, sondern im Vollblut)
- je nach Blutbefund 1 × täglich (abends) 15–30 mg Zink in Form von Zinkcitrat

Bei Einnahme von Antihypertonika zusätzlich möglich:

- 1 × täglich 300–400 mg Magnesium in Form von Magnesiumcitrat
- 1 × täglich 2000–4000 I.E. Vitamin D in Form von Tropfen

2.2.4 Statine (Cholesterinsenker)

Statine werden auch als **Cholesterinsenker** bezeichnet, welche eine lipidsenkende Eigenschaft aufweisen. Diese sind in der Lage, Triglyceride (Blutfettwerte) und das Gesamtcholesterin zu senken. Die Wirkung kommt durch die Hemmung der Cholesterinsynthese in der Leber zustande. Statine sind vorrangig in Tablettenform erhältlich. Einige Statine wie das Simvastatin wirken als Prodrug. Gängige Statine sind Atorvastatin, Fluvastatin, Simvastatin oder auch Lovastatin. Zu den möglichen Nebenwirkungen zählen eine verminderte Glukosetoleranz mit der Gefahr eines sich entwickelnden **Diabetes mellitus**, Blähungen, **Reflux bzw. Sodbrennen**, Kopfschmerzen und **Leberstörungen**. Die meisten Statine werden über die CYP P450-Enzyme verstoffwechselt. Dies bedeutet, dass auch hier wieder CYP-Induktoren (Aktivatoren) bzw. Inhibitoren (Hemmer) die Metabolisierung stören.

▶ **Wichtiger Hinweis**
Zu den sehr häufigen Nebenwirkungen von Statinen zählen Muskelkrämpfe, Gelenkschwellungen sowie Muskel- und Gelenkschmerzen. Letzteres zeigen sich meist als **fibromyalgieähnliche Beschwerden!** Des Weiteren sind Nebenwirkungen wie Benommenheit, Entzündung der Bauchspeicheldrüse bzw. Leber, Schlaf- und Gedächtnisstörungen, Parästhesien, Taubheit, Haarausfall, Anstieg der Nierenwerte, Rücken- und Nackenschmerzen, Gewichtszunahme oder Ödeme zu nennen.

Zudem erhöht die kombinierte Einnahme von Statinen und CYP-Inhibitoren wie Grapefruit, Omeprazol und Pantoprazol, Verapamil bzw. **Fibrate** (Lipidsenker) die Gefahr für eine Rhabdomyolyse (**Muskelzerfall**, als Folge hieraus kann ein akutes Nierenversagen resultieren). Muskel- und Gelenkschmerzen können durch die Einnahme von **Coenzym Q10 (Ubiquinol)** und **Vitamin D** reduziert werden.

Da Cholesterin ein wichtiger Ausgangsstoff für viele wichtige Hormone im Körper ist, kommt es bei einer längerfristigen Einnahme von Statinen zudem häufig zu **Hormondysbalancen** wie einem Mangel an Cortisol, Progesteron, Östrogenen oder auch Schilddrüsenhormonen. Daneben sind Statine in der Lage, den Aufbau des körpereigenen **Coenzym Q10** wie auch die Herstellung wichtiger **Selenoproteine** zu hemmen. Fibrate nehmen eine Sonderrolle ein und führen zu einem Anstieg des **Homocysteins** im Blut. Homocystein ist eine natürliche Aminosäure, wobei eine Erhöhung dieser zu einem erhöhten Risiko für Herz-Kreislauf-Erkrankungen, Thrombosen und Arteriosklerose führt. Der Homocysteinspiegel kann im Blut gemessen und über die Einnahme von Vitamin B6, Vitamin B12 und Folsäure effektiv gesenkt werden.

Folgende Beeinträchtigungen sind für die Wund- und Narbenheilung möglich:

- Taubheit,
- Kribbeln,
- Parästhesien,
- rote und schuppige Haut,
- unzureichend durchblutete Wunde,
- verzögerte Wundheilung,
- verminderte Immunabwehr,
- verlangsamter Wundschluss.

▶ **Tipp**
Während der Einnahme von Statinen sollte **Coenzym Q10 (Ubiquinol)** und **Vitamin D** eingenommen werden, da beides in der Lage ist, die Wirkung des Medikamentes zu unterstützen sowie Nebenwirkungen wie Muskel- und Gelenkschmerzen zu reduzieren.
Um den Körper während der Behandlung mit Statinen zu unterstützen, haben sich folgende Maßnahmen bewährt:

- Messung des Coenzym Q10-Spiegels und des Vitamin D-Spiegels im Serum
- 1 ×täglich 60–120 mg Ubiquinol (Kaneka®)
- 1 × 2000–4000 I.E. Vitamin D in Form von Tropfen (abhängig vom Laborergebnis)

Bei der Einnahme von Fibraten zusätzlich:

- Messung des Homocysteins mithilfe eines speziellen Homocystein-Röhrchens (erhöhte Werte weisen auf einen Mangel an Vitamin B6, Vitamin B12 und Folsäure hin)
- 1 ×täglich 50–100 mg Vitamin B6 in Form von Pyridoxin-5′-Phosphat
- 1 ×täglich 500 µg Vitamin B12 in Form von Hydroxy- bzw. Methylcobalamin

- 1 ×täglich 800 μg Folsäure (Quatrefolic®, Metafolin®)

2.2.5   Protonenpumpenhemmer

Protonenpumpenhemmer wie Omeprazol, Pantoprazol oder Esomeprazol werden auch als Protonenpumpeninhibitoren (PPI's) bzw. umgangssprachlich auch als „Magensäurehemmer" bzw. „Magenschutz" bezeichnet und zählen neben den Statinen zu den häufig verschriebenen Medikamenten. PPI's sind in der Lage, die Magensäuresekretion zu hemmen, indem diese an die Protonenpumpen im Magen irreversibel binden (Abb. 2.3). Dies bedeutet, dass die Magensäureproduktion erst wieder möglich ist, sobald sich die Protonenpumpen nach etwa 1–3 Tagen erneuern. Protonenpumpen sind Transmembranproteine, welche sich in den Belegzellen des Magens, aber auch in anderen Bereichen des Körpers befinden.

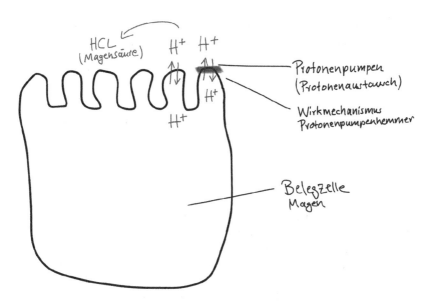

Abb. 2.3 Irreversible Bindung von Protonenpumpen durch PPI's

Indikationen bestehen bei chronischer Gastritis Typ B und C, Refluxkrankheit, Magen- und Dünndarmgeschwüre, vorsorglich bei der Einnahme von Antiphlogistika zur Vermeidung von Magen-Darm-Läsionen, bei der sogenannten Eradikationstherapie des **Helicobacter pylori** sowie beim sehr seltenen Zollinger-Ellison-Syndrom (vermehrte Gastrinausschüttung aufgrund meist bösartiger Tumore des Dünndarms bzw. der Bauchspeicheldrüse). PPI's werden über die CYP P450-Enzyme metabolisiert, gelten als Prodrugs und zeigen etliche Wechselwirkungen mit anderen Medikamenten. Zu den Nebenwirkungen zählen Übelkeit, Erbrechen, Blähungen, Verstopfung, Schwindel, Hautausschlag, Anstieg der Leberwerte, Knochenbrüche wie Wirbel- und Hüftfrakturen (je länger die Medikation, desto höher das Frakturrisiko), gutartige Geschwulste der Magenschleimhaut, höheres Risiko für Demenz und Alzheimer, Infektionen des Magen-Darm-Traktes wie Clostridium difficile, eine verringerte Knochendichte und Osteoporose. Die Einnahme von PPI's sollte nur einige Wochen erfolgen. Bei einer längeren Einnahme sind Mikronährstoffmängel und Magen-Darm-Beschwerden wahrscheinlich.

▶ **Hinweis** Bereits die kurzfristige Einnahme von PPI's von etwa 7 Tagen führt nachweislich zu einer verminderten kognitiven Leistung, wobei die negativen Effekte bei der Einnahme von Omeprazol und Pantoprazol am stärksten sind. Diese Information sowie die Erkenntnis bezüglich der Frakturgefahr lässt nur erahnen, wie viele ältere Menschen Zuhause oder in Alten- und Pflegeheimen eine Demenz bzw. Hüftfraktur aufgrund einer jahrelangen Einnahme von PPI's erleiden.

▶ **Hinweis**
Der Nachweis einer Helicobacter-pylori-Infektion kann über einen Atem- oder Stuhltest nachgewiesen werden. Um den Grad der Schwere der Infektion festzustellen, wird meist eine Biopsie der Magenschleimhaut durchgeführt. Nicht alle Helicobacter-pylori-Infektionen gelten als behandlungsbedürftig. Der größte Teil der Infektionen gilt als ungefährlich und bedarf meist keiner Behandlung.

Zur Behandlung (Eradikation) werden Antibiotika in Kombination mit PPI's eingesetzt. Hierbei wird häufig das französische und italienische Schema bzw. die Vierfachtherapie verwendet. Die Einnahmen sehen wie folgt aus:

- Französisches Schema über 7–14 Tage: 2 × täglich PPI (Omeprazol 20 mg bzw. Pantoprazol 40 mg), 2 × täglich 1000 mg Amoxicillin, 2 × täglich 500 mg Clarithromycin
- Italienisches Schema über 7–14 Tage: 2 × täglich PPI (Omeprazol 20 mg bzw. Pantoprazol 40 mg), 2 × täglich 400 mg Metronidazol, 2 × täglich 500 mg Clarithromycin
- Vierfachtherapie über 7 Tage: 2 × täglich PPI (Omeprazol 20 mg bzw. Pantoprazol 40 mg), 2 × täglich 500 mg Clarithromycin, 2 × täglich 400 mg Metronidazol, 2 × täglich 1000 mg Amoxicillin

Die Eradikationsrate liegt bei mehr als 80 %, wobei Rezidive nicht ausgeschlossen sind. Zudem liegt in Deutschland für Clarithromycin eine leichte und für Metronidazol eine relativ hohe Resistenzbildung vor. Die hohe Menge an Antibiotika und PPI's belastet stark den Magen-Darm-Trakt. Nach solchen Behandlungen ist der mittel- bis langfristige Aufbau des gesamten Traktes anzuraten.

Durch die Einnahme von PPI's können unterschiedliche Mängel entstehen. Hierzu zählen z. B. das **Vitamin B12.** Dieses Vitamin wird an den pH-abhängigen **Intrinsic-Faktor** gebunden. Ist jedoch der pH-Wert aufgrund der PPI-Einnahme erhöht, so kommt es zu keiner Bindung. Durch den Mangel an Vitamin B12 steigt der Homocysteinspiegel im Serum. Ein erhöhter Homocysteinspiegel geht neben einem höheren Risiko für Thrombosen und Arteriosklerose auch mit einem vermehrten Abbau der Hirnmasse und einem erhöhten Risiko für neurodegenerative Erkrankungen wie Demenz oder Depression einher.

Des Weiteren sind PPI'ss in der Lage, die **Vitamin-C**-Verfügbarkeit im Magen zu reduzieren. Durch chemische Prozesse kommt es im Magen zu einer Ansammlung von Nitrit. Daraus entstehende Nitrosamine gelten als krebserregend. Die Magensäure ist zudem wichtig, um **Calcium** aus der Nahrung aufzuspalten, aber auch die Aufnahme von **Magnesium** zu ermöglichen. Bei der Einnahme von PPI's kommt es zu einer verminderten Calcium- und Magnesiumaufnahme, wobei teils schwere Magnesiummängel möglich sind. Solche Mängel stören den **Vitamin D**-Stoffwechsel, wodurch es hierdurch wiederum zu einem Vitamin D-Mangel kommen kann. Neben diesen Faktoren kommt es bei einer PPI-induzierten pH-Wert-Erhöhung zu einer mangelnden Aufnahme von **Eisen,** welches eine Eisenmangelanämie zur Folge hat.

▶ **Tipp**

Während der Einnahme von PPI's sollten folgende Mikronährstoffe kontrolliert und regelmäßig eingenommen werden:

- Messung des Vitamin B12 als Holo-Transcobalamin (aktives Vitamin B12) im Serum
- 1 × täglich 500–1000 μg Vitamin B12 in Form von Hydroxy- bzw. Methylcobalamin
- bei einem erhöhten Homocysteinspiegel zusätzlich:
  - 1 × täglich 50–100 mg Vitamin B6 in Form von Pyridoxin-5′-Phosphat
  - 1 × täglich 800 μg Folsäure (Quatrefolic®, Metafolin®)

- Messung des Calciums im Serum
- 1 × täglich 1000 mg Calcium in Form von Calciumcitrat

- Messung des Magnesiums im Vollblut
- 1 × täglich 300–600 mg Magnesiumcitrat bzw. -orotat

- Messung des Vitamin D im Serum als 25-OH-D3
- 1 × 2000–4000 I.E. Vitamin D in Form von Tropfen

- Messung des Eisenstatus: Ferritin, hsCRP (high sensitive CRP) und löslicher Transferrinrezeptor
- 1 × täglich 15–50 mg (und höher) Eisen in Form von Eisenbisglycinat bzw. Curryblattextrakt (gute Verträglichkeit)

PPI's führen zu einer umfangreichen Beeinflussung des gesamten Mikronährstoffhaushalts. Dies bedeutet, dass Patienten aufgrund dieser Einnahme ein deutlich höheres Risiko für Störungen in der Wund- und Narbenheilung aufweisen. Nachfolgend sind die wichtigsten Störungen aufgeführt.

Folgende Beeinträchtigungen sind für die Wund- und Narbenheilung möglich:

Vitamin B12:

- Taubheit,
- Kribbeln,
- neuropathische Schmerzen,
- Entzündungen der Haut (Dermatitis),
- rote und schuppige Haut,
- unzureichend durchblutete Wunde,
- verzögerte Wundheilung,
- verminderte Immunabwehr.

Calcium:

- verzögerte Wundheilung,
- verringerte Blutgerinnung,
- Parästhesien,
- Muskelkrämpfe.

Magnesium

- Muskelschmerzen,
- Muskelkrämpfe,
- Durchblutungsstörungen,
- Kribbeln,
- Taubheit,
- Parästhesien,
- verzögerte Wundheilung.

Vitamin D

- verzögerte Wundheilung,
- teils ausgeprägte Wundheilungsstörungen,
- rissige und trockene Haut,
- Gefahr von Sekundärinfektionen,
- verminderte Immunabwehr.

Eisen

- trockene Haut,
- eingerissene Haut,
- Wundheilungsstörungen,

• Anämie (Blutarmut) bzw. verminderte Durchblutung der Wunde.

2.2.6 Antidiabetika

Antidiabetika werden zur Behandlung des Diabetes mellitus eingesetzt. Die Medikamente regulieren und senken über unterschiedliche Vorgänge im Körper den Blutzucker. Hierzu gehören z. B. Insuline, Biguanide wie Metformin (Reduktion der Glukosebildung in der Leber), Sulfonylharnstoffe (Förderung von Insulinausschüttung) wie Glibenclamid oder Glimepirid, Glinide (Förderung von Insulinausschüttung) wie Repaglinid, Glitazone (Verminderung der Insulinresistenz) wie Pioglitazon und Rosiglitazon, Gliptine (Förderung der Insulinausschüttung, Erhöhung des Sättigungsgefühls) wie Alogliptin oder GLP-1-Rezeptor-Agonisten (Förderung der Insulinausschüttung, Erhöhung des Sättigungsgefühls) wie Albiglutid. Unter der Einnahme von Biguaniden und GLP-1-Rezeptor-Agonisten sind Magen-Darm-Beschwerden häufig. Wobei unter der Einnahme von Biguaniden und GLP-1-Rezeptor-Agonisten eine Gewichtsabnahme, unter Gliniden, Glitazonen und Sulfonylharnstoffen eine Gewichtszunahme zu beobachten ist. Bei der Einnahme von Glitazonen ist zudem das Frakturrisiko v. a. der Hände, Arme und Füße deutlich erhöht.

Neben Medikamenten haben Mikronährstoffe und auch Pflanzenextrakte einen wichtigen Einfluss auf die Insulinproduktion und die Glukosetoleranz. Hierzu zählen **Chrom, Selen, Vitamin D, Zink, Grüner Tee, Heidelbeerextrakt und Bittermelone.** Chrom, Selen und Grüner Tee sind in der Lage, die Glukoseaufnahme zu erhöhen. Zudem können Heidelbeerextrakt und Bittermelone den Blutzucker senken. Für die Einnahme sind höher dosierte und qualitativ hochwertige Präparate zu empfehlen. Vitamin D führt zu einer vermehrten Insulinsekretion, Zink senkt den Nüchternblutzuckerspiegel sowie den Blutzuckerspiegel nach dem Essen. Interessanterweise leiden Diabetiker aufgrund ihrer Erkrankung häufiger an unterschiedlichen Nährstoffmängeln. Neben den oben genannten zählen hierunter auch **Vitamin B1 (Thiamin), Vitamin B6, Vitamin B12 und Folsäure.**

► **Tipp**
Zur Verbesserung des Blutzuckerspiegels und zur Förderung der Insulinsekretion können folgende Mikronährstoffe kontrolliert und regelmäßig eingenommen bzw. Pflanzenextrakte zugeführt werden (diese Liste stellt nur eine Zusammenfassung dar, nicht alle Präparate sollten zeitgleich genommen werden, die Einnahme ist stark von den individuellen Blutwerten und dem Schweregrad abhängig):

- Messung von Chrom im Serum
- 1 × täglich 400–600 µg Chrom
- Messung von Selen im Vollblut
- 1 ×täglich 200 µg Selen in Form von Natriumselenit, morgens nüchtern einnehmen
- Messung des Vitamin D im Serum als 25-OH-D3
- 1 × 2000–4000 I.E. Vitamin D in Form von Tropfen
- Messung von Zink im Vollblut
- 1 × täglich 10–15 mg Zink in Form von Zinkcitrat

- 1 × täglich 100–300 mg Grüner Tee
- 1 × täglich 50–100 mg Heidelbeerextrakt
- 1 × täglich 100–500 mg Bittermelone

Zusätzliche Messungen:

- Messung von Vitamin B1 (Thiamin) im Vollblut
- Messung von Homocystein mithilfe eines speziellen Röhrchens (bei einer Erhöhung des Wertes spricht dies für einen Mangel an Vitamin B6, Vitamin B12 und Folsäure)

Ein häufig verschriebenes Medikament stellt das **Metformin** dar. Die Einnahme von Metformin führt zu einem verminderten **Vitamin B12**-Serumwert und damit zu einem erhöhten Homocysteinspiegel, welcher die Gefahr für Arteriosklerose und Herz-Kreislauferkrankungen erhöht. Zudem ist die Ausscheidung von **Magnesium** über die Nieren deutlich erhöht.

▶ **Tipp**
Während der Einnahme von Metformin sollten folgende Mikronährstoffe kontrolliert und regelmäßig eingenommen werden:

- Messung des Vitamin B12 als Holo-Transcobalamin (aktives Vitamin B12) im Serum
- 1 ×täglich 500–1000 µg Vitamin B12 in Form von Hydroxy- bzw. Methylcobalamin
- bei einem erhöhten Homocysteinspiegel zusätzlich:
  - 1 × täglich 50–100 mg Vitamin B6 in Form von Pyridoxin-5´-Phosphat

- 1 × täglich 800 µg Folsäure (Quatrefolic®, Metafolin®)

- Messung des Magnesiums im Vollblut
- 1 × täglich 300–600 mg Magnesiumcitrat bzw. -orotat

Folgende Beeinträchtigungen sind für die Wund- und Narbenheilung möglich:

- Taubheit,
- Kribbeln,
- Parästhesien,
- Muskelschmerzen,
- Muskelkrämpfe,
- Durchblutungsstörungen,
- Entzündungen der Haut,
- rote und schuppige Haut,
- verzögerte Wundheilung,
- verminderte Immunabwehr.

2.2.7 Antibabypille

Die **Antibabypille** zählt zu den oralen Kontrazeptiva, welche zur hormonellen Verhütung eingesetzt werden. Kontrazeptiva bestehen aus einem **Östrogen** und **Gestagen** (umgangssprachlich auch als synthetisches **Progesteron** bezeichnet) bzw. sind reine Gestagenpräparate. Als Östrogen wird häufig der Wirkstoff Ethinylestradiol, als Gestagen Desogestrel, Dienogest, Drospirenon oder Levonorgestrel verwendet.

Als gering dosierte Kontrazeptiva gelten z. B. Antibabypillen mit dem Wirkstoff Levonorgestrel (0,1–0,15 mg je Tablette) wie Leios®, Minisiston®, MonoStep®, Evaluna®, Femigoa® oder Microgynon® sowie Antibabypillen mit dem Wirkstoff Desogestrel (0,15 mg je Tablette) wie Desmin®20, Lovelle® oder Marvelon®. Zu den höher dosierten Kontrazeptiva zählen z. B. Antibabypillen mit dem Wirkstoff Norethisteron (0,5 mg je Tablette) wie Eve®20 und Conceplan®M. Als hoch dosierte Kontrazeptiva gelten z. B. Antibabypillen mit dem Wirkstoff Chlormadinon und Dienogest (jeweils 2 mg je Tablette) wie Belara®, Bellissima®, Chariva®, Enriqa®, Minette®, Solera®, Finic®, Maxim®, Mayra®, Sibilla®, Valette® oder Velafee®. Zu den sehr hoch dosierten Kontrazeptiva zählen z. B. Antibabypillen mit dem Wirkstoff Drospirenon (3 mg je

Tablette) wie aida®, Daylette®, Drosfemine®, Yiznell®20, Maitalon®20, Velmari Langzyklus®, Yasminelle® oder YAZ®.

▶ **Hinweis** Kontrazeptiva können in die 1., 2., 3. und 4.Generation unterteilt werden, wobei bei der 4.Generation-Antibabypille
• das Thrombose-, Embolie- und Schlaganfallrisiko um ein Vielfaches höher liegt, als bei den anderen Generationen. Aktuell werden in Frauenarztpraxen vorrangig Kontrazeptiva der 3. und 4.Generation zur Schwangerschaftsverhütung verschrieben. Die meisten Wirkstoffe der Kontrazeptiva werden über die CYP P450-Enzyme verstoffwechselt. Hierdurch unterliegen diese, ähnlich wie andere Medikamente auch, einer komplexen Metabolisierung. Diese wird ebenfalls neben der persönlichen Konstitution und Entgiftungskapazität auch von der Einnahme CYP-hemmender bzw. CYP-fördernder Wirkstoffe beeinflusst. Da die Entgiftungsphasen zudem stark von unterschiedlichen Mikronährstoffen abhängig sind, kann es bei einem Mangel dieser zu einer Akkumulierung giftiger Metabolite im Körper kommen. Hierdurch, aber auch durch den Einsatz immer höher dosierter Präparate bezüglich des Gestagens, kann die Entstehung von unterschiedlichen Krebsarten bzw. hormonsensitiven Krebsarten erklärt werden.

Die dauerhafte Einnahme von Kontrazeptiva kann mittel- bis langfristig zu unterschiedlichen Mikronährstoffmängeln und damit zu Wund- und Narbenstörungen führen. Hierzu zählen **Vitamin B2, Vitamin B6, Vitamin B12, Folsäure, Vitamin C, Magnesium** und **Zink**. Daneben können sich im Blut folgende Nährstoffe erhöht zeigen: **Vitamin A, Kupfer** und **Eisen**.

Ein Mangel an Vitamin B2 führt zu roter und schuppiger Haut, Stimmungsschwankungen, Muskelschwäche, Fatigue, Kopfschmerzen, Reizbarkeit, Neuropathien, Anämie und einem Anstieg des Homocysteinspiegels. Ein Mangel an Vitamin B6, Vitamin B12 und Folsäure führt zu Reizbarkeit, Nervosität, depressiver Verstimmung, Schlafstörungen, Neuropathien, Sensibilitätsstörungen, Muskelschwäche, Anämie, Schwindel, Gedächtnisstörungen und einem Anstieg des Homocysteinspiegels. Ein Mangel an Vitamin C zeigt sich durch Müdigkeit, Zahnfleischbluten, Anämie oder Leistungsabfall. Ein Mangel an Magnesium führt zu Angststörungen, innerer Unruhe, Extrasystolen des Herzens, einer verminderten Stresstoleranz, Parästhesien, Muskelkrämpfen und –zuckungen, Durchblutungsstörungen, Depressionen, Migräne und Kopfschmerzen, Schlafstörungen, Blutdruckschwankungen oder Konzentrationsstörungen. Ein Mangel an Zink zeigt sich durch Müdigkeit, körperliche Schwäche, Antriebslosigkeit, Haarausfall, brüchige Nägel, Wundheilungsstörungen, Anämie, Gewichtsverlust, depressive Verstimmungen, Konzentrationsstörungen, Appetitlosigkeit oder auch Hyperaktivität.

▶ **Hinweis Antibabypille und Tryptophan** L-Tryptophan gilt als essentielle aromatische Aminosäure. Diese wird über verschiedene Syntheseschritte vorrangig im Verdauungstrakt, nur begrenzt im zentralen Nervensystem, zu Serotonin (etwa 1 %) verstoffwechselt. Der größte Teil des L-Tryptophans ist im Blut an Serumalbumin gebunden. Um die Syntheseschritte erfolgreich zu durchlaufen sind folgende Mikronährstoffe unentbehrlich: **Vitamin B3 (Niacin), Eisen, Kupfer, Vitamin C, Folsäure** und **Vitamin B6.** Interessanterweise kann die Zufuhr von Vitamin B6 zu einer Verbesserung der **Insulinresistenz** führen. Faktoren wie chronischer Stress, eine Insulinresistenz, chronischer Magnesiummangel und eine **Östrogendominanz** reduzieren die Syntheseleistung. Ein Mangel an Serotonin führt z. B. zu Schlafstörungen, Angstzuständen, Schmerzen im Verdauungstrakt und Depressionen.

Folgende Beeinträchtigungen sind für die Wund- und Narbenheilung möglich:

- Taubheit,
- Kribbeln,
- Parästhesien,
- rote und schuppige Haut,
- unzureichend durchblutete Wunde,
- Durchblutungsstörungen,
- verzögerte Wundheilung,
- erhöhtes Risiko für Wundinfektionen,
- verminderte Kollagensynthese,
- verlangsamter Wundschluss,
- Muskelschmerzen,
- Muskelkrämpfe,
- verringerte Verhornung der Haut,
- Entzündungen der Haut,
- verminderte Immunabwehr.

Die Einnahme von Kontrazeptiva kann zu verschiedensten Wund- und Narbenheilungsstörungen führen. Zudem kann der Anstieg des **CRP-Wertes** zu verlängerten Wundheilungsphasen und vermehrten Entzündungsreaktionen führen. Neben dem CRP-Wert zeigt sich bei Entzündungen auch häufig der Ferritin-Wert erhöht, da dieser ähnlich wie CRP, zu den Akut-Phase-Proteinen gehört. Kann der CRP- und Ferritin-Wert durch die Einnahme entsprechender Mikronährstoffe gesenkt werden, so ist eine verbesserte Wund- und Narbenheilung auch unter Einnahme von Kontrazeptiva zu erwarten.

► **Wichtig**
Unter der Einnahme von Kontrazeptiva steigt der **Homocysteinspiegel,** aber auch der **CRP-Wert** im Serum an. Dies bedeutet, dass das Risiko für Thrombosen, Embolien, Schlaganfälle, Herz-Kreislauferkrankungen und Arteriosklerose steigt. Die Höhe der Werte im Blut korreliert mit dem Risiko. Je höher sich die Werte zeigen, desto höher ist das Risiko, die genannten Erkrankungen zu erleiden. Um das Risiko trotz der Einnahme von Kontrazeptiva zu reduzieren ist es ratsam, alle 6, jedoch spätestens alle 12 Monate eine Blutanalyse mit den betroffenen Nährstoffen bzw. Werten durchführen zu lassen. Diese Kontrollen sollten regelmäßig erfolgen, solange die Antibabypille eingenommen wird. Bei Auffälligkeiten sollte überlegt werden, welche Nährstoffe über Nahrungsergänzungsmittel ausgeglichen werden. Erhöhte Homocysteinspiegel sind über die Einnahme von Vitamin B6, Vitamin B12 und Folsäure sicher zu senken. Ein erhöhter CRP-Wert sollte mithilfe entsprechender Mikronährstoffe und einer antientzündlichen Ernährung zügig abgesenkt werden.

Wichtige Kontrollwerte:

- Messung des Homocysteinspiegels (ein erhöhter Wert weist auf einen Mangel an Vitamin B6, Vitamin B12 und Folsäure, aber auch Vitamin B2 hin) mithilfe eines speziellen Homocystein-Röhrchens
- hsCRP-Wert (high sensitive CRP)
- Messung von Kupfer im Vollblut
- Messung des Eisenstatus: Ferritin und löslicher Transferrinrezeptor

Mögliche kritische Mikronährstoffe:

- Messung von Homocystein (Vitamin B6, Vitamin B12, Folsäure, Vitamin B2)
- Messung von Magnesium im Vollblut
- Messung von Zink im Vollblut
- bei vorliegender Insulinresistenz: isolierte Messung von Vitamin B6 im Vollblut

Mögliche Einnahme von Mikronährstoffen (Einnahmedosierung ist abhängig vom Blutbefund):

- 1 × täglich 10 mg Riboflavin (Vitamin B2)
- 1 × täglich 5–25 mg Vitamin B6 in Form von Pyridoxin-5´-Phosphat
- 1 × täglich 500 μg Vitamin B12 in Form von Hydroxy- bzw. Methylcobalamin
- 1 × täglich 800 μg Folsäure (Quatrefolic®, Metafolin®)
- 1 × täglich 300 mg Magnesiumcitrat bzw. -orotat
- 1 × täglich 10 mg Zink in Form von Zinkcitrat
- 1 × täglich 500 mg Vitamin C in Form von Ester-C

Hormonelle Dysbalancen und Narben- und Wundheilungsstörungen

3

Zusammenfassung

Hormonelle Dysbalancen können auf unterschiedlichen Ebenen des Körpers entstehen. Hierbei spielen der **Hypothalamus**, die **Hypophyse**, die **Schilddrüse**, aber auch die **Nebennieren** und die **Eierstöcke** eine wesentliche Rolle. Gerät dieses sensible Gleichgewicht durcheinander, so kann sich dies auf die Wund- und Narbenheilung auswirken.

3.1 Die Hypothalamus-Hypophysen-Schilddrüsen-Achse

Hormonelle Dysbalancen können auf unterschiedlichen Ebenen des Körpers entstehen. Hierbei spielen der **Hypothalamus**, die **Hypophyse**, die **Schilddrüse**, aber auch die **Nebennieren** und die **Eierstöcke** eine wesentliche Rolle. Gerät dieses sensible Gleichgewicht durcheinander, so kann sich dies auf die Wund- und Narbenheilung auswirken.

Der Hypothalamus wiegt etwa 15 g. Er sezerniert mehrere Hormone, hierunter auch das **Thyreotropin-Releasing-Hormon (TRH)** und das **Corticotropin-Releasing-Hormon (CRH)**. Ersteres regt die Hypophyse an, das **Thyreoidea stimulierende Hormon (TSH)**, zweite das **Adrenocorticotrope Hormon (ACTH)** zu bilden. Der Hypothalamus reguliert die Nahrungs- und Flüssigkeitsaufnahme, die Körpertemperatur, den Appetit, den Blutdruck und den Tag-Nacht-Rhythmus.

Das TSH stimuliert das Schilddrüsenwachstum und die Bildung von Schilddrüsenhormonen wie **Trijodthyronin** (T3) und **Thyroxin** (T4). Erhöhte TSH-Werte zeigen sich häufig bei einer Schilddrüsenunterfunktion (Hypothyreose),

© Der/die Autor(en), exklusiv lizenziert an Springer-Verlag GmbH, DE, ein Teil von Springer Nature 2024
B. Peters, *Einflussfaktoren auf die ergo- und physiotherapeutische Narbentherapie*, essentials, https://doi.org/10.1007/978-3-662-68899-1_3

Abb. 3.1 Hypothalamus-
Hypophysen-Schilddrüsen-
Achse

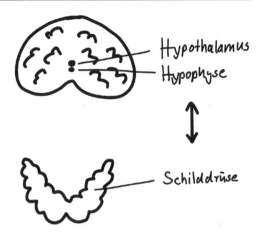

supprimierte Werte häufig bei einer Überfunktion der Schilddrüse (Hyperthyreose) z. B. durch eine Überdosierung mit L-Thyroxin® oder Eferox®. Zudem
können auch seltene Erkrankungen wie Hypophysenadenome veränderte Werte
hervorrufen. Zwischen den einzelnen Regionen (Hypothalamus, Hypophyse und
Schilddrüse) findet ein kontinuierlicher Austausch statt, welcher über komplexe
Feedbackmechanismen geregelt wird (Abb. 3.1). So haben Fehlsteuerungen des
Hypothalamus auch immer Auswirkungen auf die Funktion der Schilddrüse und
umgekehrt.

3.2 Die Hypothalamus-Hypophysen-Nebennieren-Achse

Das ACTH stimuliert in der Nebenniere die Bildung von **Cortisol,** aber auch
von Sexualhormonen, **Adrenalin** und **Noradrenalin.** Das Cortisol wird auch
umgangssprachlich als „Stresshormon" bezeichnet. Der synthetische Abkömm-
ling ist das Cortison. Cortisol wird vermehrt bei chronischem Stress, chronischen
Entzündungen, Infektionen, Schlafmangel, Mikronährstoffmängeln, Autoimmunerkrankungen, aber auch bei toxischem Stress z. B. Belastung mit Umweltgiften
und Schwermetallen, Alkohol oder Einnahme von Medikamenten ausgeschüttet.
Cortisol ist außerdem in der Lage, den Blutzuckerspiegel und den Blutdruck
anzuheben sowie Entzündungen zu hemmen. Zudem hat Cortisol einen wichtigen
Einfluss auf den Kohlenhydrat- und Fettstoffwechsel, wirkt katabol und fungiert

Abb. 3.2 Hypothalamus-
Hypophysen-Nebennieren-
Achse

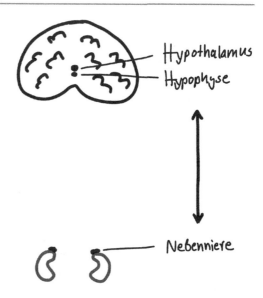

als Gegenspieler des Insulins. Kommt es jedoch zu einer pathologischen kontinu-
ierlichen Ausschüttung, wird dauerhaft ein Impuls an den Hypothalamus bzw. die
Hypophyse weitergeleitet (Abb. 3.2). Dies hat eine vermehrte Ausschüttung von
TRH und CRH bzw. TSH und ACTH zur Folge. Neben chronischem Stress führt
auch eine **Östrogendominanz** zu einer gesteigerten Aktivierung des TSH. Bleibt
diese Situation lange bestehen, so kann es zur Erschöpfung der Organstrukturen
und zu einem Mangel der genannten Hormone kommen. Hieraus können z. B.
ein **Cortisolmangel** oder eine **Hypothyreose** resultieren.

▶   Hinweis
Cortisol entsteht durch komplexe Syntheseschritte aus dem Hormon
Progesteron. Kommt es zu einem Cortisolmangel, hat dies direkte
Folgen auf das Progesteron. Somit kann ein chronischer Cortisolmangel zu einer verminderten **Progesteron**bildung führen. Daneben
wird die Cortisolsynthese über CYP P450-Enzyme gesteuert. Interessanterweise gilt **Vitamin C** als wichtiger Cofaktor für die Herstellung
von Progesteron und Cortisol.
    Cortisol zeigt einen zirkadianen Tagesverlauf, wobei die höchste
Ausschüttung an Cortisol in den Morgenstunden erfolgt. Eine einma-
lige Messung ist somit nicht sinnvoll. Vielmehr muss Cortisol über

ein spezielles Tagesprofil mit mehreren Messungen erfasst werden. Da Cortisol im Serum an Proteine gebunden ist, sollte die Messung im Speichel (ungebundenes Cortisol) vorgenommen werden.

Ein Cortisolmangel kann sich durch vielfältige diffuse Beschwerden bemerkbar machen, z. B.:

- Muskelschmerzen bzw. fibromyalgieähnliche Beschwerden
- Infektanfälligkeit
- niedriger Blutdruck bzw. Blutdruckschwankungen
- Blutzuckerschwankungen bzw. erhöhter Langzeitblutzucker (HbA1c)
- chronische Rückenschmerzen
- chronische Entzündungen der Haut, der Nasennebenhöhlen, der Blase usw.
- Ödemneigung z. B. an den Knöcheln oder im Gesicht
- Hypokaliämie durch vermehrte Kaliumausscheidung über die Nieren
- mangelnde Bildung von Bindegewebe
- Zyklusstörungen
- Verschlechterung von Nahrungsmittelunverträglichkeiten wie **Laktose-, Fruktose- und Histaminunverträglichkeit** bzw. Unverträglichkeiten kommen hinzu
- Verschlechterung chronischer Erkrankungen bzw. **Autoimmunerkrankungen**
- erhöhte Schmerzempfindlichkeit
- Schlafstörungen
- **Fatigue**
- verminderte Bildung von Magensäure (hypoazider Magen)
- geringe bis sehr geringe Stresstoleranz
- starke Erschöpfung und Kraftlosigkeit
- nachlassende Leistungsfähigkeit
- morgendliches Tief
- Konzentrations- und Aufmerksamkeitsstörungen

Kommt es unter einem Cortisol- zusätzlich zu einem **Progesteronmangel,** dann können sich folgende mögliche Beschwerden zeigen, z. B.:

- Zysten der Eierstöcke und bzw. oder der Brüste
- depressive Verstimmungen
- Reizbarkeit
- Haarausfall

- Schlafstörungen
- Müdigkeit
- Wassereinlagerungen v. a. im Gesicht und an den Händen
- Zyklusstörungen
- PMS (prämenstruelles Syndrom)
- Ängste
- Panikattacken

▶ **Hinweis**

Ein Mangel an Progesteron bzw. Cortisol kann unterschiedliche Auswirkungen auf die Wund- und Narbenheilung haben, hierzu gehören z. B.:

- mangelnde Entzündungshemmung,
- Ödemneigung,
- erhöhtes Risiko für Wundinfektionen,
- verlängerte Wundheilung,
- trockene Haut,
- verminderter Kollagenaufbau,
- Vasokonstriktion peripherer Gefäße.

3.3 Schilddrüsenunterfunktion (Hypothyreose)

Die **Schilddrüsenunterfunktion** wird auch als **Hypothyreose** bezeichnet. Diese kann in eine primäre, sekundäre und tertiäre Form unterteilt werden. Die primäre Form (Hormone T3 und T4 niedrig bzw. normal, TSH erhöht) ist häufig auf vorherige Autoimmunprozesse der Schilddrüse wie Hashimoto-Thyreoiditis, aber auch auf Operationen oder einen ausgeprägten Selen- und Jodmangel zurückzuführen, wobei ersteres als die häufigste Form angesehen wird. Die sekundäre Form (Hormone T3 und T4 sowie TSH erniedrigt) resultiert aus einer Fehlfunktion der Hypophyse und damit aus einer verminderten Bildung des TSH. Die tertiäre Form (Hormone T3 und T4 sowie TSH und TRH erniedrigt) wiederum entsteht durch eine mangelnde Tätigkeit des Hypothalamus und damit einer eingeschränkten Bildung des TRH. Neben diesen Formen können auch bestimmte Medikamente eine Hypothyreose induzieren. Hierzu gehören z. B. Antiepileptika wie **Carbamazepin** oder **Zytostatika**. Die Halbwertzeit von T3 liegt bei etwa 1 Tag, die von T4 bei etwa 7 Tagen. Dies bedeutet, dass beim Absetzen des T4-Monopräparates L-Thyroxin® nach etwa 7 Tagen der Serumspiegel die Hälfte des Wirkstoffes aufweist, wobei nach ca. 14 Tagen die Folgen des Absetzens für den Patienten spürbar werden.

▶ **Hinweis**

Die hormonellen Regelkreise sind sehr komplex und von unterschiedlichen Faktoren abhängig, hierzu gehören z. B.:

- verminderte Hormonwirkung durch mangelnde Hormonsynthese z. B. Selen-, Jod- und Vitamin D-Mangel, aber auch durch mangelnde Speicherung
- Strumabildung durch Jodmangel
- gestörter Einbau von Jod in das Schilddrüsengewebe durch Hemmung des Jod-Transporters z. B. aufgrund von Nitrit- (Getränke, Fleisch- und Wurstwaren) oder Perchloratbelastung (Industriechemikalien, Arzneimittel, Feuerwerkskörper oder Raketentreibstoffe)
- verlangsamter Transport von Hormonen z. B. durch Mangel an Plasmaproteine
- zu langsamer Abbau der Hormone z. B. durch Lebererkrankungen
- zu schneller Abbau bzw. zu schnelle Inaktivierung der Hormone
- Konversionsstörung d. h. Umwandlungsstörung z. B. kann das freie T4 nicht ausreichend in das freie T3 umgewandelt werden
- Rezeptorbindungsschwäche d. h. Hormone können nur unzureichend an dafür vorgesehene Rezeptoren binden
- Hormonproduktion durch Tumore (ektopische Produktion z. B. Bronchialkarzinom)

3.4   Autoimmunerkrankungen der Schilddrüse

In den letzten Jahren scheinen mehr und mehr Patienten von **Autoimmunerkrankungen** der Schilddrüse betroffen zu sein. Hierbei werden vorrangig zwei Formen unterschieden: **Hashimoto-Thyreoiditis** und **Morbus Basedow**. Beide Erkrankungen können isoliert, aber auch als Mischform vorliegen.

Eine Hashimoto-Thyreoiditis zeigt sich meist erst im Verlauf der Erkrankung auffällig, da Patienten Veränderungen bei sich bemerken und hiermit zum Arzt gehen. Zu Beginn zeigen sich meist Anzeichen einer Schilddrüsenüberfunktion, später im Verlauf einer Unterfunktion. Häufig sind Frauen von der Erkrankung betroffen. Die Erkrankung wird multifaktoriell betrachtet, da bis heute die genauen Entstehungsfaktoren nicht klar sind. **Jedoch können nachfolgende Faktoren häufiger bei Patienten beobachtet werden**

* Östrogendominanz
* polyzystisches Ovarialsyndrom (PCO)
* Kontrazeptiva (Antibabypille)
* Glutensensitivität
* Nahrungsmittelunverträglichkeiten
* virale Infektionen wie Epstein-Barr-Virus
* chronischer Stress
* Mangel an Selen, Jod und Vitamin D
* Umweltgifte
* endokrine Disruptoren (hormonwirksame Stoffe)
* Schwermetallbelastungen
* Allergien vom Soforttyp (IgE-vermittelte Allergien)

▶ **Wichtig** Eine Autoimmunerkrankung tritt meist nicht allein auf. Erfahrungsgemäß sind hierbei andere Autoimmunprozesse bzw. chronische Entzündungen und Erkrankungen involviert. Hierzu zählen z. B. Darmentzündungen, Psoriasis (Schuppenflechte), Autoimmun-Gastritis Typ A, chronische Gastritis Typ B (bakteriell bedingt) oder C (chemisch-toxisch bedingt), chronische Pankreatitis, Diabetes mellitus Typ 2 oder rheumatoide Arthritis.

Ein Mangel an Schilddrüsenhormonen kann sich durch vielfältige diffuse Beschwerden bemerkbar machen, z. B.:

* kaum bzw. nie Fieber bei Infekten
* Schwellungen im Gesicht v. a. um die Augen
* Sensibilitätsstörungen bzw. Karpaltunnelsyndrom
* raue und „kratzige" Stimme
* trockener Reizhusten
* "Kloß" im Hals
* trockene Haut
* Verstopfung

- verminderte Entgiftung z. B. Medikamente oder Umweltgifte
- erniedrigter Blutdruck
- Gewichtszunahme bzw. Probleme beim Abnehmen
- Menstruationsprobleme
- Haarausfall
- kalte Hände und Füße bzw. allgemeines Kältegefühl (auch bei warmen Temperaturen)
- starke Müdigkeit und Erschöpfung
- Konzentrations- und Aufmerksamkeitsstörungen
- depressive Verstimmungen bzw. Depression

Laborwerte:

- wiederkehrender bzw. chronischer Eisenmangel (Hämoglobin, Ferritin niedrig)
- wiederkehrender bzw. chronischer Vitamin B12-Mangel (Holo-Transcobalamin niedrig)
- erhöhte Cholesterinwerte, v. a. jedoch LDL und VLDL (low bzw. very low density lipoproteins)
- glomeruläre Filtration der Niere (GFR) vermindert
- Vitamin A-Mangel (Messung per Retinol, zudem zeigt das Verhältnis zwischen Retinol und RBP (Retinolbindendes Protein) einen sicheren Mangel an Vitamin A an)

Ein Zuviel an Schilddrüsenhormonen z. B. wie bei Morbus Basedow führt zu einem stark erhöhten Grundumsatz. Die Patienten schwitzen, die Haut ist feucht und warm, sie verlieren an Gewicht, das Labor zeigt verringerte LDL-, VLDL-Werte und eine Hypercalcämie. Es kommt zu teils stark erhöhtem Puls bis hin zu Vorhofflimmern. Die Patienten leiden an Schlafstörungen, Durchfällen und einem gesteigerten Abbau von Medikamenten und Hormonen in der Leber.

▶ **Labor**
Zum Nachweis einer Autoimmun-Thyreoiditis sollten folgende Marker gemessen werden: Antikörper der Schilddrüsenperoxidase (Thyreoperoxidase-Antikörper, TPO-AK), gegen das TSH gerichtete Antikörper (TSH-Rezeptor-Antikörper, TRAK), freies T4, freies T3, Selen und Zink im Vollblut, Vitamin D als 25-OH-D3 und Calcium im Serum sowie Jod im Urin. TPO-AK finden sich vorrangig bei einer Hashimoto-Thyreoiditis, weniger bei Morbus Basedow erhöht. TRAK finden sich überwiegend beim Morbus Basedow, selten bei

Hashimoto-Thyreoiditis. Neben den Blutuntersuchungen sollte auch die Schilddrüsensonografie Anwendung finden. Ergänzend können folgende Werte gemessen werden: kleines Blutbild, Ferritin, löslicher Transferrinrezeptor, Holo-Transcobalamin, die Nierenwerte Cystatin C inklusive GFR und das Verhältnis Retinol und RBP.

Erkrankungen der Schilddrüse können einen nicht zu unterschätzenden Effekt auf die Wund- und Narbenheilung haben. Hierbei spielt beispielsweise eine nicht diagnostizierte Hypothyreose bzw. Hashimoto-Thyreoiditis eine entscheidende Rolle, wenn diese bereits einige Zeit vor einer Operation bestanden. Nachfolgend sind wichtige Wund- und Narbenstörungen aufgeführt:

Bezüglich Hypothyreose:

- Ödemneigung,
- erhöhtes Risiko für Wundinfektionen,
- verlängerte Wundheilung,
- trockene, spröde und rissige Haut,
- verminderter Kollagenaufbau,
- blasse und kalte Wunde,
- Durchblutungsstörungen,
- Parästhesien,
- Neuralgien.

Bezüglich Autoimmunprozesse wie Hashimoto-Thyreoiditis:

- Ödemneigung,
- vermehrtes Schwitzen,
- Entzündungsneigung,
- verzögerte Wundheilung,
- überschießende Kollagenbildung,
- wucherndes Narbenwachstum.

Was Sie aus diesem *essential* mitnehmen können

- Mikronährstoffmängel anhand von Symptomen zuordnen können.
- Wundheilungsstörungen und mögliche Mikronährstoffdefizite erkennen können.
- Ausgewählte Medikamente und Wundheilungsstörungen zuordnen können.
- Zusammenhänge zwischen einem Cortisol- und Progesteronmangel, einer Schilddrüsenstörung sowie Wundheilungsstörungen erkennen können.

B. Peters, *Einflussfaktoren auf die ergo- und physiotherapeutische Narbentherapie*, essentials, https://doi.org/10.1007/978-3-662-68899-1

Literatur

Amboss GmbH (2021) Hashimoto-thyreoiditis. www.amboss.com

Amboss GmbH (2021) Hormonelle Kontrazeption. www.amboss.com

Berg JM, Tymoczko JL, Gatto JG, Stryer L (2017) Biochemie. Spektrum Akademischer Verlag GmbH

Bierbach E (2013) Naturheilpraxis heute. Lehrbuch und Atlas. Urban & Fischer, München

Blass SC et al (2012) Time to wound closure in trauma patients with disorders in wound healing is shortened by supplements containing antioxidant micronutrients and glutamine: a PRCT. Clin Nutr 31(4):469–475

Bundesamt für Strahlenschutz (2021) Natürliche Radioaktivität in der Nahrung. www.bfs.de

Bundesamt für Strahlenschutz (2020) Röntgen – Nutzen und Risiken. www.bfs.de

Kirkamm R, Martin M (2014) Spezielle Labordiagnostik in der naturheilkundlichen Praxis. Urban & Fischer, München

Martin M (2013) Das Standardlabor in der naturheilkundlichen Praxis. Urban & Fischer, München

Max-Rubner-Institut, Bundesforschungsinstitut für Ernährung und Lebensmittel (Hrsg) (2008) Nationale Verzehrsstudie II, Ergebnisbericht Teil 2. MRI, Karlsruhe

Peters B (2015) Narbenbehandlung – So versorge ich meine Narbe richtig. Schulz-Kirchner, Idstein

Rosner B (2008) Einfluss von oralen Kontrazeptiva auf kardiovaskuläre Risikofaktoren bei 14- bis 17-jährigen Mädchen in Deutschland

Schmidbauer C, Hofstätter G (2020) Mikronährstoff-Coach. Das große Biogena-Kompendium der Nährstoffe. Verlagshaus der Ärzte, Wien

Schmiedel V (2019) Nährstofftherapie. Orthomolekulare Medizin. Medizin in Prävention Diagnostik und Therapie. Thieme Verlag. Stuttgart

Silbernagl S, Lang F (2019) Taschenatlas der Pathophysiologie. Thieme, Stuttgart

Wormer EJ, Bauer JA (2015) Laborwerte. Ein Leitfaden zur Orientierung. Lingen, Köln

© Der/die Herausgeber bzw. der/die Autor(en), exklusiv lizenziert an Springer-Verlag GmbH, DE, ein Teil von Springer Nature 2024
B. Peters, *Einflussfaktoren auf die ergo- und physiotherapeutische Narbentherapie*, essentials, https://doi.org/10.1007/978-3-662-68899-1

Printed in the United States
by Baker & Taylor Publisher Services